2018年度版

女性の動脈硬化性疾患発症予防のための管理指針

Management for Primary Prevention of Atherosclerotic Cardiovascular Diseases in Women 2018

一般社団法人 日本女性医学学会
The Japan Society for Menopause and Women's Health

JN209048

診断と治療社

日本女性医学学会
『女性の動脈硬化性疾患発症予防のための管理指針 2018 年度版』
作成委員会

委員長　寺内　公一　　東京医科歯科大学大学院医歯学総合研究科女性健康医学講座

委　員　岡野　浩哉　　飯田橋レディースクリニック

　　　　小川真里子　　東京歯科大学市川総合病院産婦人科

　　　　河野　宏明　　熊本大学大学院生命科学研究部循環器内科学

　　　　佐々木　浩　　大阪医科大学産婦人科

　　　　澤田健二郎　　大阪大学大学院医学系研究科・産科学婦人科学教室

　　　　篠原　康一　　愛知医科大学産婦人科学講座

　　　　高橋　一広　　あかねヶ丘高橋レディスクリニック

　　　　髙松　　潔　　東京歯科大学市川総合病院産婦人科

　　　　平池　　修　　東京大学大学院医学系研究科・医学部産婦人科学講座

　　　　牧田　和也　　牧田産婦人科医院

　　　　安井　敏之　　徳島大学大学院医歯薬学研究部生殖・更年期医療学分野

　　　　若槻　明彦　　愛知医科大学産婦人科学講座

（50 音順）

本書の刊行にあたって

　心筋梗塞や脳卒中などの心血管疾患の発症リスクは，男女いずれも年齢とともに高くなりますが，女性の場合は閉経後に急増することが知られています．その発症頻度は男性が高率ですが，発症後の死亡率は女性が高いとの報告もあります．女性の場合，心血管疾患の発症には閉経後のエストロゲン減少が密接に関与することがわかっています．動脈硬化性疾患の危険因子の1つに脂質異常症がありますが，脂質代謝はエストロゲン濃度に大きく影響され，閉経後のエストロゲン濃度の低下に伴い，LDL コレステロールが上昇して心血管疾患の発症リスクを高めることはすでに多くのエビデンスで証明されています．また，閉経後は内臓脂肪の蓄積に伴い，中性脂肪も上昇して動脈硬化に促進的に作用する可能性も指摘されています．このように女性の脂質代謝は男性とは異なり，閉経を契機に大きく乱れを生じ，脂質異常症の頻度が上昇します．

　日本女性医学学会は，女性のトータルヘルスケアのためには更年期女性のみならず，思春期から老年期に至る全ての女性の健康管理が必要との考えより，2011 年に名称を日本更年期医学会から変更しました．健康寿命の延伸のための心血管疾患の予防医学の確立は，今後，本学会が担うべき領域と考えています．このためには，脂質異常症や高血圧など生活習慣病の検査や診断，さらには実際の管理が必要になってきます．

　日本女性医学学会は日本動脈硬化学会が作成した『動脈硬化性疾患予防ガイドライン 2012 年版』に準拠しつつ，『女性の動脈硬化性疾患発症予防のための管理指針 2013 年度版』を作成しました．本管理指針は，冠動脈疾患の疫学，危険因子の特徴と経年的変化，脂質異常症と冠動脈疾患との関係，閉経前および閉経後女性の脂質代謝特性，脂質異常症の検査・管理方法・治療について解説されています．とくに管理方法の項には，ホルモン補充療法の脂質代謝改善効果が明記されており，脂質異常症が存在して更年期障害のある症例にはホルモン補充療法が適応とされている点は日本動脈硬化学会のガイドラインとは異なり，女性に特化した管理指針として特記される内容です．今回，日本動脈硬化学会は 5 年ぶりにガイドラインを改訂し，『動脈硬化性疾患予防ガイドライン 2017 年版』が作成されましたので，日本女性医学学会は『女性の動脈硬化性疾患発症予防のための管理指針 2013 年度版』を，新たなエビデンスを加えて改訂する運びとなりました．

　これからの女性の脂質異常症の管理は心血管疾患の一次予防として産婦人科医師が行うべきです．今回，作成された本管理指針の改訂版が実地臨床の場で広く活用され，女性の健康寿命の延伸や QOL 向上につながることを期待したいと思います．

　本管理指針の改訂にあたり多大なるご指導を賜りました，日本動脈硬化学会副理事長・脂質異常症診療ガイド 2018 年版編集委員長の荒井秀典先生(国立長寿医療研究センター 病院長)に深甚なる謝辞を申し上げます．

2018 年 11 月

一般社団法人　日本女性医学学会理事長

若槻明彦

はじめに

　日本人がどのような原因により死亡するかを明らかにしているのが厚生労働省の人口動態統計であり，毎年6月上旬に前年調査の概数が，9月上旬に確定数が公表されている．2017年における日本人の全死亡数は1,340,397人であり，今や出生数946,065人の1.42倍に達している．死因第1位は悪性新生物373,334人，第2位は心疾患204,837人，第3位は脳血管疾患109,880人である．以下，第4位が老衰，第5位が肺炎，第6位が不慮の事故であり，日本人の約60％は悪性新生物・心疾患・脳血管疾患・肺炎のいずれかで亡くなる．男性では死因第1位悪性新生物の220,398人に対して第2位心疾患と第3位脳血管疾患とを併せた心血管疾患は149,507人で約2/3に過ぎないが，女性では第1位悪性新生物の152,936人を心血管疾患の165,210人が上回っている．さらに，女性の心疾患死亡の約30％が急性心筋梗塞またはその他の虚血性心疾患であり，脳血管疾患死亡の約60％が脳梗塞である．これらの大部分を占めるアテローム動脈硬化の制圧は，世界に冠たる女性長寿社会である日本における最大の課題の一つである．女性の冠動脈疾患による死亡率が性成熟期には男性に較べて著しく低いにもかかわらず，閉経後に急増して老年期後期には男性と同等になることからも，女性のアテローム動脈硬化発症にエストロゲン欠乏が関与することは明らかである．肥満・糖尿病・高血圧などおよそすべての心血管疾患リスクがエストロゲンと何らかの関連を有することが知られているが，エストロゲン低下による肝性リパーゼ活性亢進と肝LDL受容体減少・活性低下を背景とする閉経後の高LDLコレステロール血症は，特に重要な危険因子である．

　早くからそのような問題意識をもたれ，閉経後女性に対するホルモン補充療法による脂質異常症の改善等に関して世界的な業績を上げられてきた若槻明彦日本女性医学学会理事長は，女性ヘルスケア専門医が独自の立場から動脈硬化性疾患発症予防という役割を果たすべしという信念のもとに，日本動脈硬化学会による『動脈硬化性疾患予防ガイドライン』の2012年改訂を契機として，日本女性医学学会編集による『女性の動脈硬化性疾患発症予防のための管理指針2013年度版』出版を主導された．日本女性医学学会はそれまでにも『更年期医療ガイドブック』（初版2008年）や『ホルモン補充療法ガイドライン』（初版2009年）を出版していたが，女性ヘルスケア専門医はエストロゲン欠乏関連疾患のプライマリケアにも責任を有する，という女性医学の思想が投影されている点で，『女性の動脈硬化性疾患発症予防のための管理指針2013年度版』は画期的な一冊となったといえるだろう．

　時は流れ，日本動脈硬化学会は昨年『動脈硬化性疾患予防ガイドライン2017年版』を発刊した．2012年版まで基礎データとして用いられていたNIPPON DATA 80から吹田研究によるスコア化への変更など，われわれ動脈硬化性疾患のプライマリケアを担当する女性ヘルスケア専門医にとっても重要な改訂点があり，若槻理事長は日本女性医学学会としても『女性の動脈硬化性疾患発症予防のための管理指針』を遅滞なく改訂する必要がある，と判断された．

　このような経緯から，今回の改訂は基本的に『女性の動脈硬化性疾患発症予防のための管理指

針2013年度版』の『動脈硬化性疾患予防ガイドライン2017年版』に基づくアップデートという性格を有しているが，さらに以下の諸点をも意識している．

(1)冠動脈疾患だけでなく，動脈硬化性疾患全般についてもなるべく触れる
(2)脂質異常症だけでなく高血圧・糖尿病についてもなるべく触れる
(3)女性医学的な観点から，多嚢胞卵巣症候群・妊娠高血圧症候群・妊娠糖尿病等についてもなるべく触れる

　また，付録3. として「動脈硬化性疾患と保険診療」を新設し，実務的な面において注意を払うべき点を列挙することにした．
　多忙の折，短い執筆期間にもかかわらず改訂に心血を注いでくださった委員の先生方お一人お一人に感謝するとともに，本指針が女性ヘルスケアの現場で存分に活用され，女性ヘルスケア専門医が日本人女性の健康長寿実現の一翼を担うと自他共に認める日が来ることを念じてやまない．

2018年11月

一般社団法人　日本女性医学学会
「女性の動脈硬化性疾患発症予防のための管理指針2018年度版」作成委員会委員長
寺内公一

ＣＯＩ（利益相反）について

本管理指針の作成ならびに評価を担当した委員，そしてそれに関連する者(配偶者，一親等内の親族，または収入・資産を共有する者)は，本学会利益相反委員会が調査を行った．その結果，一部の委員について企業間との研究・講演活動を通じた利益相反は存在していたが，本ガイドラインの推奨内容は，科学的根拠に基づくものであり，特定の団体や製品・技術との利害関係により影響を受けたものではない．

目次
contents

頻出略語一覧

略　語	英　名	和　名
CEE	conjugated equine estrogen	結合型エストロゲン
CKD	chronic kidney disease	慢性腎臓病
DHA	docosahexaenoic acid	ドコサヘキサエン酸
EE	ethinylestradiol	エチニルエストラジオール
eGFR	estimated glomerular filtration rate	推算糸球体濾過量
EPA	eicosapentaenoic acid	エイコサペンタエン酸
FCHL	familial combined hyperlipidemia	家族性複合型高脂血症
FH	familial hypercholesterolemia	家族性高コレステロール血症
GFR	glomerular filtration rate	糸球体濾過量
HbA1c	hemoglobin A1c	ヘモグロビン A1c
HDL-C	high-density lipoprotein cholesterol	高比重リポ蛋白コレステロール
HDP	hypertensive disorders of pregnancy	妊娠高血圧症候群
HMG-CoA	3-hydroxy-3-methylglutaryl coenzyme A	―
HRT	hormone replacement therapy	ホルモン補充療法
LDL-C	low-density lipoprotein cholesterol	低比重リポ蛋白コレステロール
LEP	low dose estrogen-progestin	低用量エストロゲン－プロゲスチン
MPA	medroxyprogesterone acetate	メドロキシプロゲステロン酢酸エステル
OC	oral contraceptive	経口避妊薬
PBC	primary biliary cirrhosis	原発性胆汁性肝硬変
TC	total cholesterol	総コレステロール
TG	triglyceride	トリグリセライド
VLDL	very low-density lipoprotein	超低比重リポ蛋白
WHI	Women's Health Initiative	―

1 動脈硬化性疾患の疫学

- 動脈硬化性疾患は加齢とともに増加する.
- 欧米に比して日本での動脈硬化性疾患の発症率は低い.
- 男性に比して女性の平均寿命は長く, 動脈硬化性疾患の発症率が低い.
- 女性の動脈硬化性疾患は閉経後に徐々に増加する.
- 生活習慣の改善が健康寿命の延伸につながる.

　戦後間もない 1947 年, 日本人の平均寿命は男性 50.06 歳, 女性 53.96 歳, と女性は閉経前後で亡くなっていた. 生活環境, 食生活の改善と医療進歩によって年々平均寿命は延長し, 2017 年の日本人の平均寿命は男性 81.09 歳, 女性 87.26 歳と過去最高を更新している. どの時点でも男性が女性より短命である. 世界的にみると, 女性は香港に次いで 2 位, 男性は香港, スイスに次いで 3 位である. 日本人の寿命の延びには「がん」,「心疾患」,「脳血管疾患」の三大死因の死亡率低下が貢献していると, 厚生労働省は分析している. 平均寿命が延びている現代において健康寿命を延ばすために, 若いときからの生活習慣の改善および禁煙指導を徹底していかなければならないことはわれわれ医療者の職務である.

　William Osler の名言のひとつに "ひとは血管とともに老いる" という言葉がある. 健康であっても動脈硬化は加齢にしたがい徐々に進んでいく. 動脈硬化危険因子はその血管の老化現象を早める影響がある.

1 冠動脈疾患

　動脈硬化性疾患の発症頻度を知るには, その地域での疾患登録が必要であり, わが国を含めて海外でもそのデータは必ずしも多くない. 特に年齢別, 男女別になるとなおさらである. 図 1 は冠動脈疾患の一次予防ガイドライン（日本循環器学会）からの日本人のデータである[1]. 年間の急性心筋梗塞発症頻度は 10 万人あたり, 50 歳で男性 80 人前後, 女性は 20 人前後, 60 歳で男性 150 人, 女性 70 人である. 男女とも加齢にしたがい発症率は増加しているが, ほぼ 10 年強遅れて女性は男性に近い心筋梗塞発症者数となっている. 図 2 は世界の都市における心筋梗塞の発症頻度のデータ（35 〜 65 歳）である[2,3]. 男女比較すると海外でも女性のほうが男性より心筋梗塞の発症頻度は少ない. また, 欧米でも地中海沿岸各都市は比較的少なく, 次いで中国北京, そして日本の各都市の順になっている. わが国では, 高齢者人口の増加に伴い, 動脈硬化性疾患は後期高齢者層（80 歳前後）に大きくシフトしている. しかしながら, 遺伝的因子や食生活, わが国の環境因子に加えて, 生活習慣の改善指導, 健診の徹底による脂質, 血圧, 血糖管理の厳格な実施などを通して, わが国の動脈硬化性疾患の発症が諸外国に比して少ない.

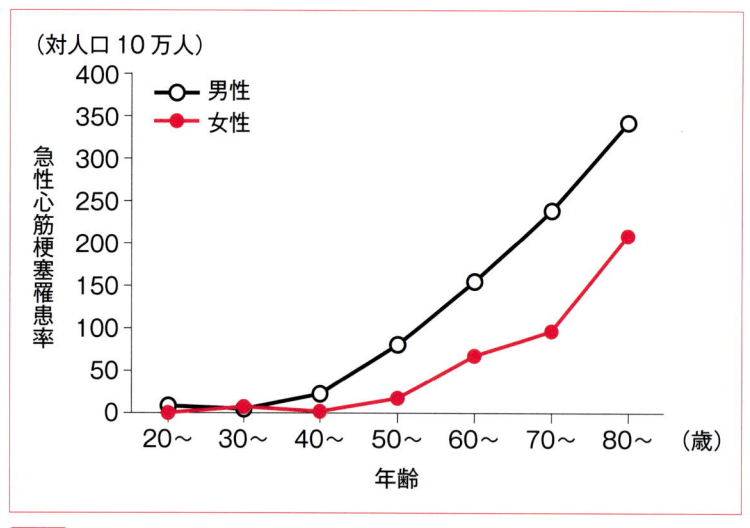

図1 心筋梗塞の男女別，年齢別罹患率

日本循環器学会．循環器病の診断と治療に関するガイドライン：虚血性心疾患の一次予防ガイドライン(2012 年改訂版)．http://j-circ.or.jp/guideline/pdf/JCS2012_shimamoto_h.pdf(2018 年 7 月閲覧)

（文献 1 より）

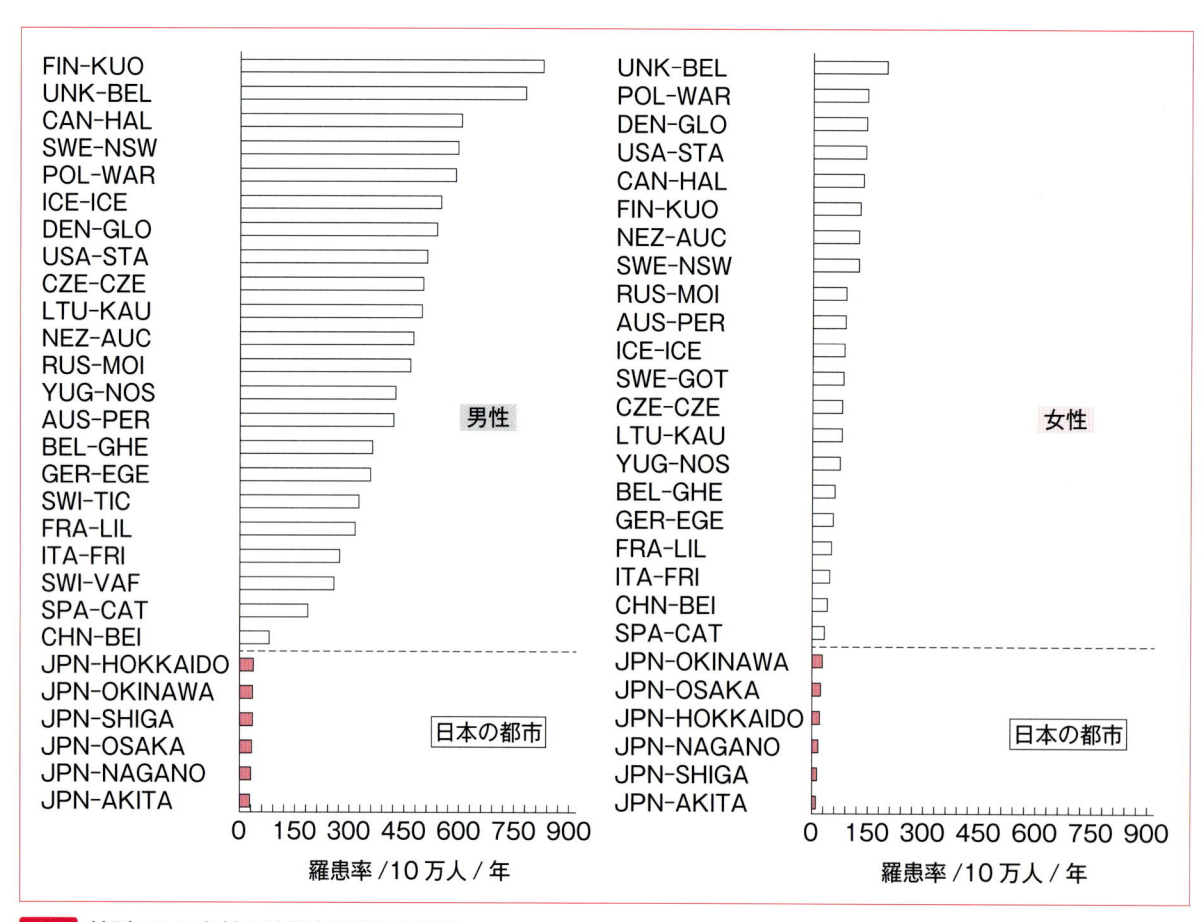

図2 性別にみた急性心筋梗塞罹患率の比較

（文献 2, 3 より改変）

2 脳卒中

脳梗塞，脳出血，くも膜下出血が脳卒中に含まれる．わが国では1951年から約30年間ほど死因の1位を占めたこともあった．しかし1965年頃をピークに減少し，現在は，悪性新生物，心疾患に次いで，肺炎とほぼ同じ程度で，死因の3位または4位となっている[4]．死因の変化は医学の進歩と老齢人口の増加によるものと考えられる．

次に，全脳卒中，脳梗塞，脳出血およびくも膜下出血の各年代の10年，20年，30年，40年リスク，および生涯の発症リスクを表1に示す[5]．脳卒中の原因として脳梗塞が圧倒的に多く，次いで脳出血，くも膜下出血であることがわかる．全脳卒中の将来の発症リスク，脳梗塞とくも膜下出血は，男性より女性のほうが発症リスクが高い．特にくも膜下出血は男女差が大きい．くも膜下出血は脳梗塞や脳出血とは発症機序が少し異なり，脳動脈瘤の突然の破裂によって起こる．動脈硬化の進展に伴って発症するわけではないことに起因する．

現在，脳卒中を含む脳血管疾患の治療や経過観察などで通院している患者数は118万人と推計されており，うち約14%（17万人）が就労世代（20〜64歳）である（図3）[6]．虚血性心疾患同様に，この年代では女性よりも男性の患者数が多い．図4には主なコホート研究開始時の脳卒中発症率をプロットしている[7-16]．各コホートの登録患者のプロフィールが異なるため変動はあるが，全体的には徐々に発症率も低下しているように見える[17]．脳卒中の危険因子としては，高血圧，脂質異常，耐糖能障害または糖代謝異常，喫煙，多量の飲酒，家族歴などがあげられる．家族歴を聴取したうえで，動脈硬化危険因子をきちんと管理することは脳卒中予防には重要である．診療が進歩し，血圧，脂質，糖代謝の治療が改善され脳卒中の発症が減少していると考えられる．男性の喫煙者は徐々に減少しているが，女性の喫煙はほぼ横ばいである．特に若い女性はむしろ増加している[18]．禁煙，節酒の指導がさらなる脳卒中減少のみならず心疾患も減少することにつながる．近年，心房細動など不整脈からの心原性脳塞栓症がトピックとなっている．動悸症状があれば見つけやすいが，無症候性の場合もある．一般的に，不整脈は男性に多い特徴はあるが，更年期以降の女性にも発症する．患者の手首の橈骨動脈（または尺骨動脈）を触って脈の乱れをチェックすることは有効な手段である．脳卒中は後遺症を残すことが多く，将来の介護の大きな原因となるため予防が最も重要である．

3 その他の疾患

男女別年齢別の高血圧患者頻度のデータも必ずしも多くはない．平成18年厚生労働省からの報告では全女性の40%に高血圧がある．その頻度は加齢ともに増加し，40歳を過ぎてくると増加スピードが加速する（図5）[19]．70歳代では男性を超えてくる．やはり中高年からの血圧管理は将来の動脈硬化性疾患の発症予防に重要である．原因が明らかでない本態性高血圧の頻度が90%程度あるが，二次性高血圧の存在も考えておく必要がある．低カリウム血症や難治性高血圧の際には，原発性アルドステロン症，Cushing症候群，腎血管性高血圧などが隠れていることがある．高安動脈炎（大動脈炎症候群）も女性，とくにわが国に比較的多い疾患である．めまいや上肢血圧の左右差が生じる特徴がある（20 mmHg以上が有意．血圧が低いほうの血管に狭窄が生じている）．

近年，糖代謝異常の患者が激増している．特に50歳以降に糖代謝異常が激増している（図6）[20]．したがって，更年期外来でも定期的に血糖のチェックが必要である．まれに，定期採血で急に血糖値

表1 吹田研究：脳卒中，脳梗塞，脳出血およびくも膜下出血発症の 10 年，20 年，30 年，40 年リスク，および生涯リスク

		10年リスク	20年リスク	30年リスク	40年リスク	生涯リスク
(1)全脳卒中						
・男性	45歳	0.65 %	3.15 %	7.90 %	14.42 %	18.93 %
	55歳	2.50 %	7.26 %	13.77 %	－	18.28 %
	65歳	4.76 %	11.27 %	－	－	15.70 %
	75歳	6.51 %	－	－	－	11.02 %
・女性	45歳	0.61 %	2.05 %	4.43 %	11.55 %	20.18 %
	55歳	1.44 %	3.82 %	10.94 %	－	19.57 %
	65歳	2.38 %	9.50 %	－	－	18.13 %
	75歳	7.12 %	－	－	－	15.75 %
(2)脳梗塞						
・男性	45歳	0.32 %	2.34 %	5.36 %	10.54 %	14.95 %
	55歳	2.03 %	5.04 %	10.22 %	－	14.63 %
	65歳	3.02 %	8.19 %	－	－	12.61 %
	75歳	5.18 %	－	－	－	9.59 %
・女性	45歳	0.12 %	0.63 %	1.81 %	7.01 %	15.60 %
	55歳	0.51 %	1.70 %	6.90 %	－	15.48 %
	65歳	1.18 %	6.38 %	－	－	14.97 %
	75歳	5.20 %	－	－	－	13.79 %
(3)脳出血						
・男性	45歳	0.00 %	0.36 %	1.58 %	2.42 %	2.42 %
	55歳	0.36 %	1.58 %	2.42 %	－	2.42 %
	65歳	1.22 %	2.05 %	－	－	2.05 %
	75歳	0.84 %	－	－	－	0.84 %
・女性	45歳	0.24 %	0.56 %	1.09 %	1.64 %	1.64 %
	55歳	0.31 %	0.85 %	1.39 %	－	1.39 %
	65歳	0.53 %	1.08 %	－	－	1.08 %
	75歳	0.54 %	－	－	－	0.54 %
(4)くも膜下出血						
・男性	45歳	0.17 %	0.17 %	0.51 %	0.71 %	0.71 %
	55歳	0.00 %	0.34 %	0.54 %	－	0.54 %
	65歳	0.34 %	0.54 %	－	－	0.54 %
	75歳	0.20 %	－	－	－	0.20 %
・女性	45歳	0.25 %	0.77 %	1.38 %	1.93 %	2.58 %
	55歳	0.51 %	1.13 %	1.67 %	－	2.33 %
	65歳	0.62 %	1.16 %	－	－	1.81 %
	75歳	0.54 %	－	－	－	1.19 %

（文献 5 より）

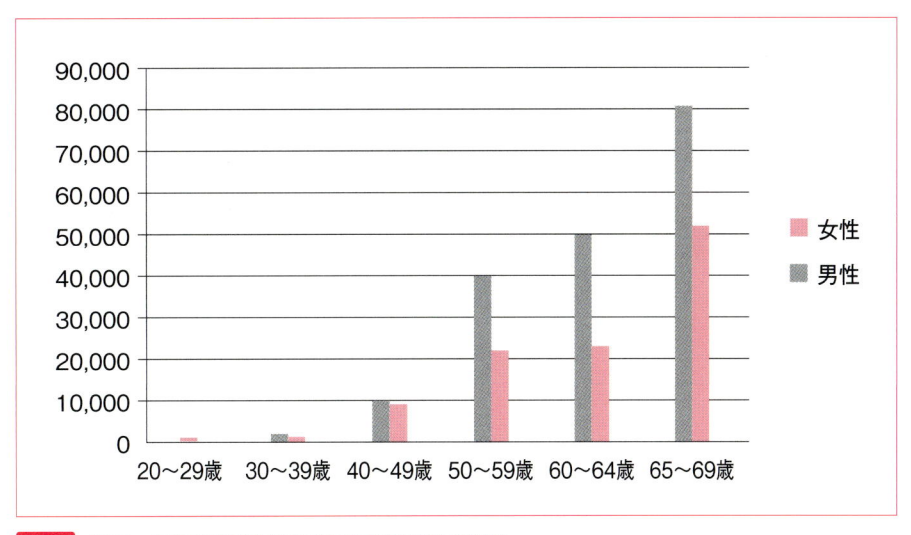

図3 性別・年齢階級別 脳血管疾患患者数（推計）
（文献6より）

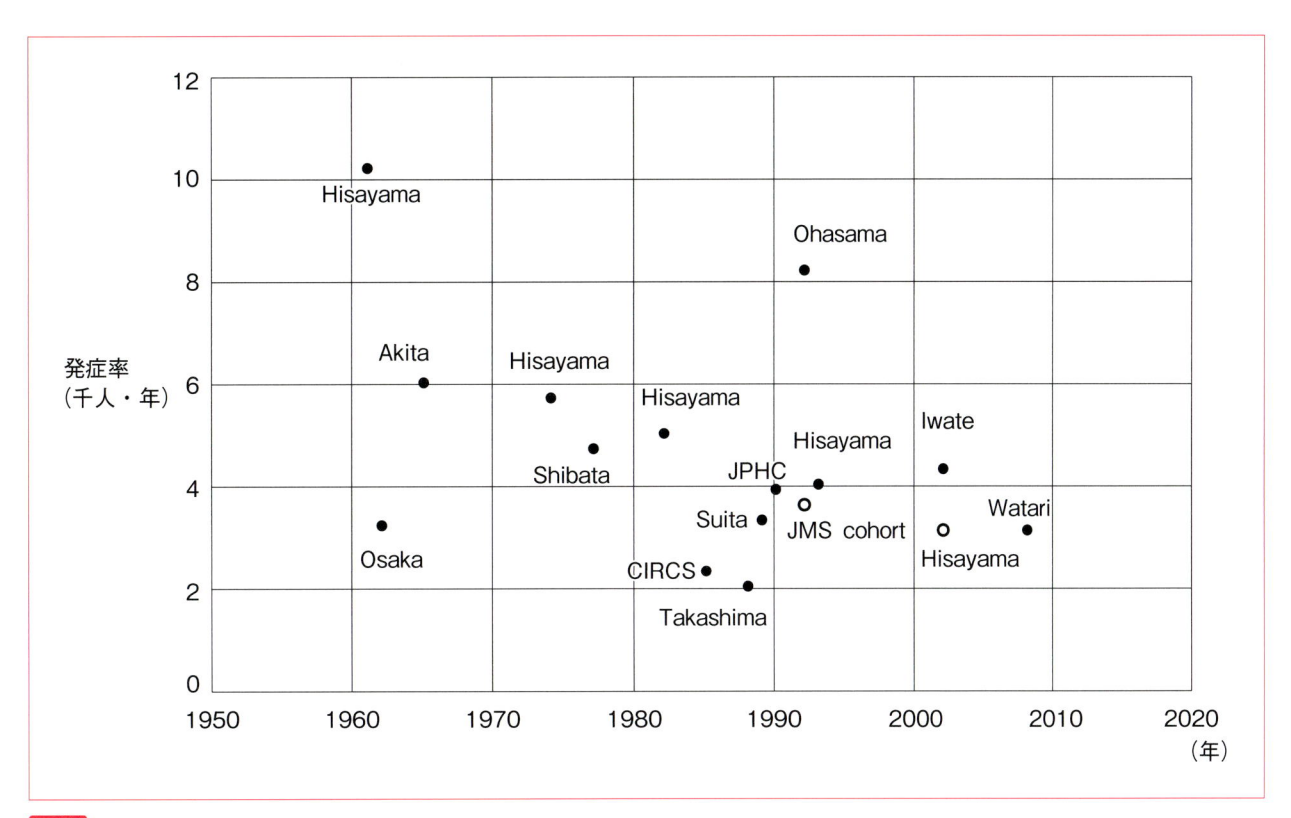

図4 主なわが国の脳卒中発症コホート研究による脳卒中発症率とベースライン時調査年
（文献7〜16より作成）

が上昇してくることがある．この中には膵臓がんが隠れていることもあり注意が必要である．

下肢のむくみの際には深部静脈血栓症も鑑別に入れなければならない．ヒトの左下肢の静脈は大動脈から分岐してすぐの右腸骨動脈の下を横切るため，静脈が圧迫されて左下肢がむくみやすい特徴がある．

左右上肢の血圧測定，定期採血などで血糖，脂質や電解質，下肢の状態のチェックも早期診断には

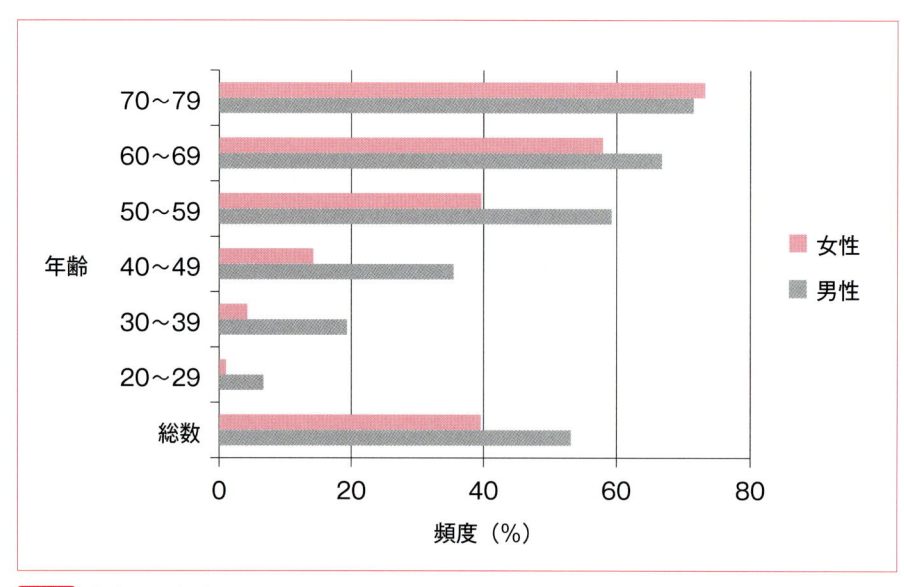

図5 高血圧の頻度
（文献 19 より作図）

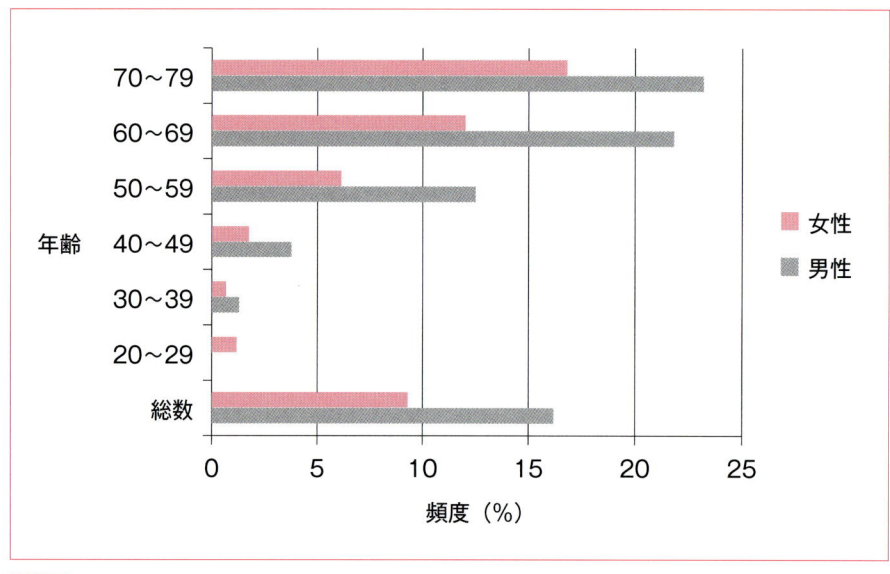

図6 糖尿病の疑いが強い人の頻度
（文献 20 より作図）

重要である．

文　献

1）循環器病の診断と治療に関するガイドライン（2011 年度合同研究班報告）：虚血性心疾患の一次予防ガイドライン（2012 年改訂版）．日本循環器学会，2012.

2）Ueshima H.：Explanation for the Japanese paradox: prevention of increase in coronary heart disease and reduction in stroke. J Atheroscler Thromb 14: 278-286, 2007. PMID: 18174657.

3）Ueshima H, et al.：Cardiovascular disease and risk factors in Asia: a selected review. Circulation 118: 2702-2709, 2008. PMID: 19106393.

4）政府統計：平成 30 年我が国の人口動態（平成 28 年までの動向）．厚生労働省政策統括官（統計・情報政策担当），

2018.

5）Turin TC, et al.：Lifetime Risk of Stroke in Japan. Stroke 41：1552-1554, 2010. PMID：20489172.

6）厚生労働省：平成 26 年（2014）患者調査の概況．大臣官房統計情報部人口動態・保健社会統計課保健統計室，2015.

7）Hata J, et al.：Secular trends in cardiovascular disease and its risk factors in Japanese：half-century data from the Hisayama Study（1961-2009）．Circulation 128：1198-1205, 2013. PMID：23902756.

8）Baba Y, et al.：High pulse pressure is associated with increased risk of stroke in Japanese：the JMS Cohort Study. Blood Press 20：10-14, 2011. PMID：20831451.

9）Inoue R, et al.：Stroke risk of blood pressure indices determined by home blood pressure measurement：the Ohasama study. Stroke 40：2859-2861, 2009. PMID：19478224.

10）Kokubo Y, et al.：The combined impact of blood pressure category and glucose abnormality on the incidence of cardiovascular diseases in a Japanese urban cohort：the Suita Study. Hypertens Res 33：1238-1243, 2010. PMID：20927111.

11）Konno S, et al.：Moderately increased albuminuria is an independent risk factor of cardiovascular events in the general Japanese population under 75 years of age：the Watari study. PLoS One 10：e0123893, 2015. PMID：25849735.

12）Nakayama T, et al.：A 15.5-year follow-up study of stroke in a Japanese provincial city. The Shibata Study. Stroke 28：45-52, 1997. PMID：8996487.

13）Ohsawa M, et al.：Comparison of predictability of future cardiovascular events between chronic kidney disease（CKD）stage based on CKD epidemiology collaboration equation and that based on modification of diet in renal disease equation in the Japanese general population—Iwate KENCO Study. Circ J 77：1315-1325, 2013. PMID：23428718.

14）Shimizu Y, et al.：gamma-Glutamyltranspeptidase and incident stroke among Japanese men and women：the Circulatory Risk in Communities Study（CIRCS）. Stroke 41：385-388, 2010. PMID：20044525.

15）Turin TC, et al.：Higher stroke incidence in the spring season regardless of conventional risk factors：Takashima Stroke Registry, Japan, 1988-2001. Stroke 39：745-752, 2008. PMID：18258821.

16）Yatsuya H, et al.：Development of a point-based prediction model for the incidence of total stroke：Japan public health center study. Stroke 44：1295-1302, 2013. PMID：23449266.

17）小久保喜弘：国内外の脳卒中の推移．日循予防誌 52：223-232, 2017.

18）健康日本 21 企画検討会・健康日本 21 計画策定検討：循環器病．21 世紀における国民健康づくり運動（健康日本 21）について−報告書．2000.

19）厚生労働省：平成 18 年国民健康・栄養調査報告．厚生労働省健康局総務課生活習慣病対策室，2006.

20）厚生労働省：平成 27 年国民健康・栄養調査報告．厚生労働省健康局健康課栄養指導室，2016.

2 動脈硬化性疾患危険因子の特徴

- 脂質異常症，喫煙，糖尿病は，加齢とともに冠動脈疾患のリスク上昇と密接に関係する．
- 高血圧，喫煙，糖尿病は脳梗塞の重要な危険因子である．
- 妊娠高血圧症候群，妊娠糖尿病，多嚢胞卵巣症候群，子宮内膜症の既往は，いずれも将来の心血管系疾患発症の危険因子である．

1 脂質異常症

　冠動脈疾患発症と総コレステロール（TC）や低比重リポ蛋白コレステロール（LDL-C）との関連を前向きに検討した Japan Arteriosclerosis Longitudinal Study-Existing Cohorts Combine（JALS-ECC）や Circulatory Risk in Communities Study（CIRCS）によると，女性は，TC 高値群では低値群に比べて多因子調整後の急性心筋梗塞発症リスクが有意に高いこと[1]，LDL-C が 30 mg / dL 増加ごとの多因子調整後の冠動脈疾患発症リスクは 1.42 と有意に高いことが示された[2]．また，死亡リスクについて，Evidence for Cardiovascular Prevention from Observational Cohorts in Japan（EPOCH-JAPAN）では 40 〜 69 歳の女性において TC 高値群では低値群に比べて有意に冠動脈疾患死亡リスクが高く[3]，NIPPON DATA 80 でも高 TC 血症群で冠動脈疾患死亡の多因子調整リスクが有意に高かった[4]．これらのことから，TC や LDL-C は女性の冠動脈疾患発症の有意なリスク因子であり，死亡リスクを高める可能性も示唆される．

　トリグリセライド（TG）高値は虚血性心血管疾患発症の有意な危険因子であるが[5,6]，特に女性では非空腹時の TG が虚血性心血管疾患発症の有意な危険因子である[6]．また，TC から HDL-C を引いた non-HDL-C について，女性では non-HDL-C 高値群は低値群に比べて多因子調整後の急性心筋梗塞発症リスクや冠動脈疾患発症リスクが有意に高いことが示された[1,7]．ただし，non-HDL-C と冠動脈疾患死亡リスクとの関連は男性では有意であったが，女性では明らかではなかった[8]．

2 喫煙

　Japan Public Health Center-based Prospective Study（JPHC）Cohort 1 や吹田研究では，女性の喫煙者の心筋梗塞発症率は非喫煙者に比べて 3 〜 8 倍高いことが示された[9,10]．また冠動脈疾患死亡リスクも喫煙女性では有意に高かった[11]．メタアナリシスでは，非喫煙者と比較すると，図 1 のように女性の喫煙者は男性の喫煙者よりも 25 ％ 冠動脈疾患死亡リスクは高いことが示された[12]．Japanese Acute Coronary Syndrome Study（JACSS）によると，急性心筋梗塞は男性のオッズ比 4.0 に対し，女性では 8.2 と高いことが報告され，男性に比べ女性の喫煙は極めてハイリスクである[13]．また，吹田研究から女性の喫煙は脳梗塞発症の有意な危険因子になることが示された[10]．

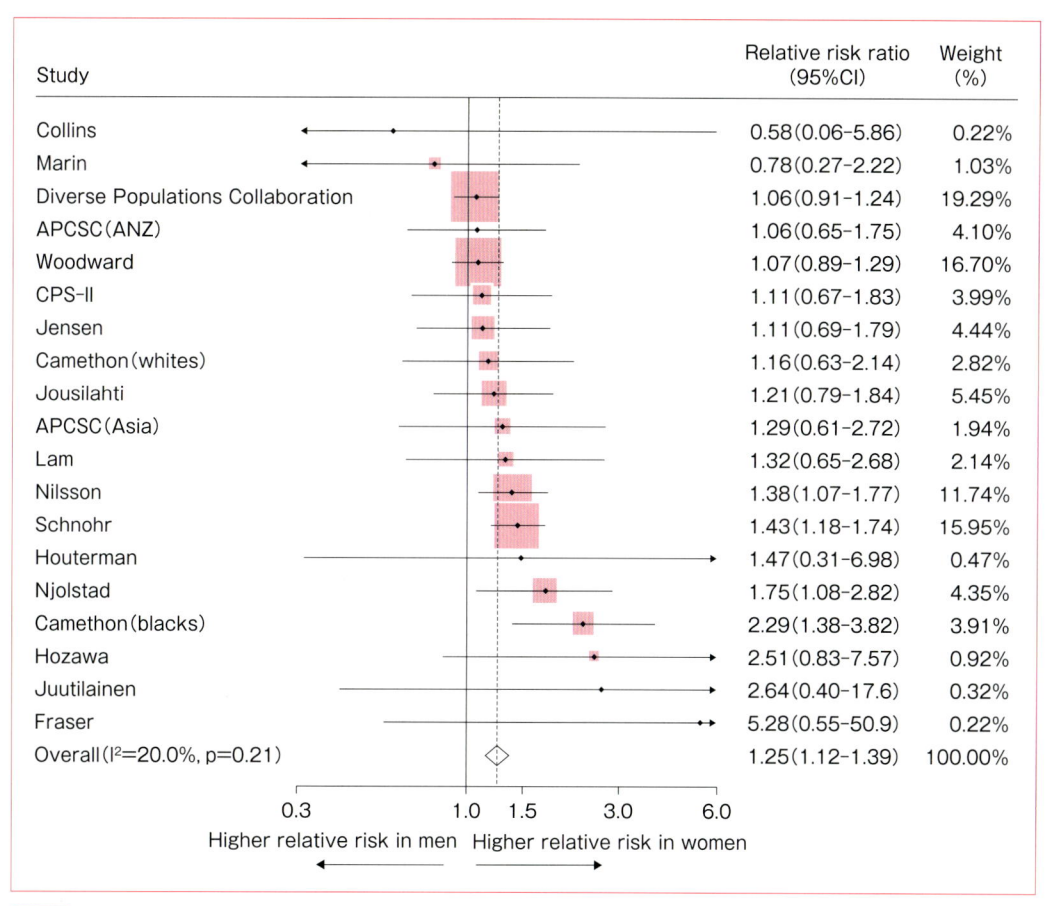

図1 喫煙の有無における冠動脈疾患リスクについての性差
（文献 12 より）

3 糖尿病

　JPHC Study，久山町研究，吹田研究によると[14-16]，糖尿病群では非糖尿病群に比べて冠動脈疾患や脳梗塞の発症は有意に高く，虚血性心疾患や脳梗塞による死亡リスクは有意に高いことが示された[17]．JACSS によると，女性糖尿病患者の急性心筋梗塞発症のオッズ比は 6.12 であり，男性糖尿病患者の2.90 に比べると高いことが報告された[13]．メタアナリシスにおいても男性糖尿病患者に比較して女性糖尿病患者の冠動脈疾患リスクは 44 %[18]，脳卒中リスクは 27 %[19]高いことが示された（図2，図3）．

4 高血圧

　JPHC study によると，女性は血圧上昇とともに冠動脈疾患発症リスクが高くなる傾向が認められた[20]が，高血圧は冠動脈疾患の有意な危険因子とはいえなかった[20, 21]．しかし，高血圧は女性の脳梗塞発症の有意な危険因子であることが報告された[20-22]．

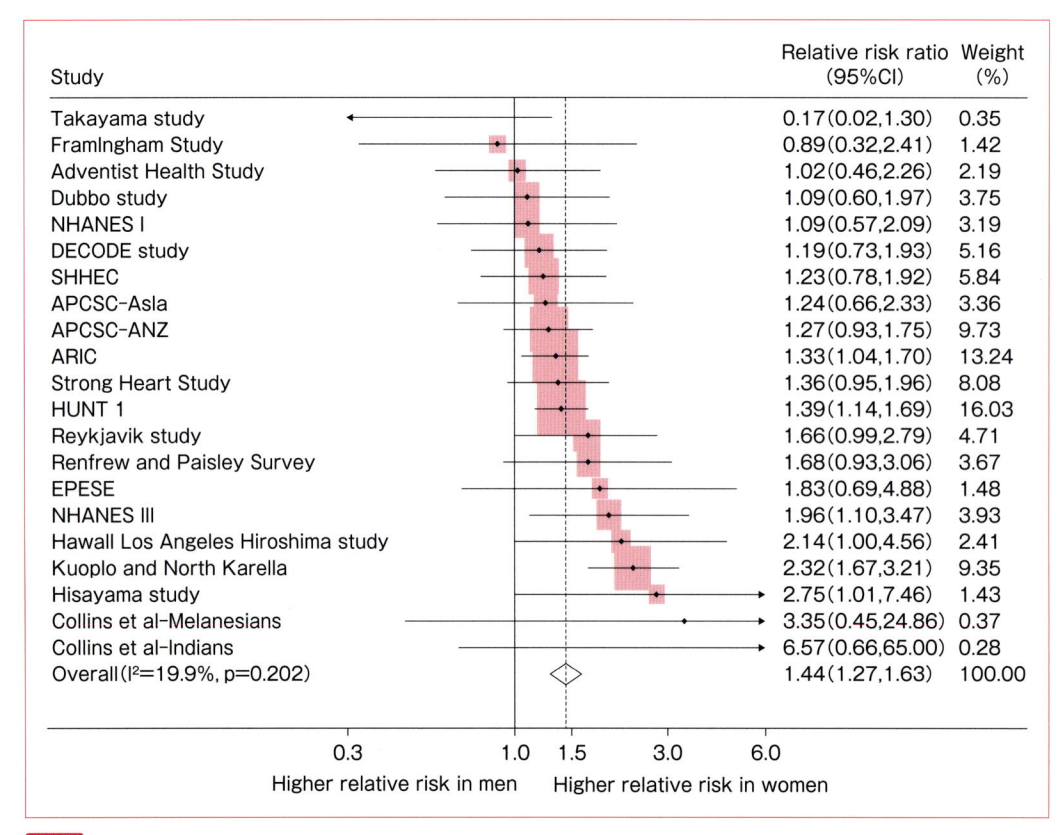

図2 糖尿病の有無における冠動脈疾患リスクについての性差

（文献18より）

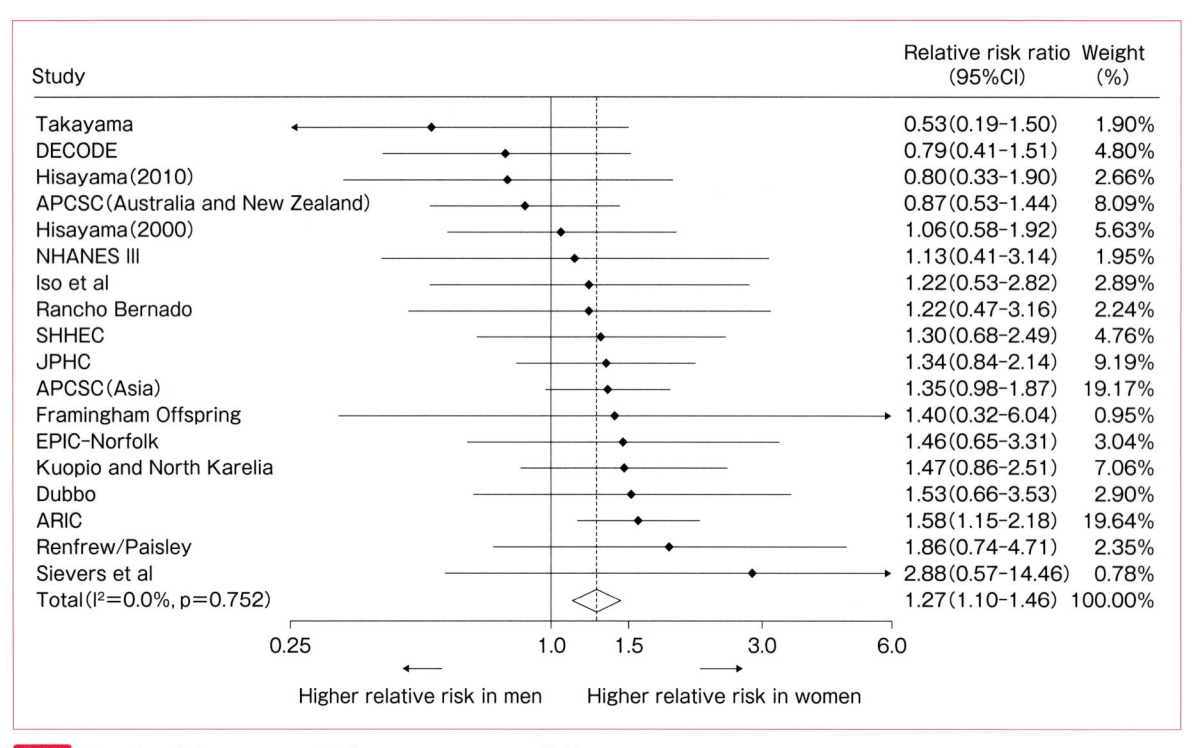

図3 糖尿病の有無における脳卒中リスクについての性差

（文献19より）

5 妊娠高血圧症候群，妊娠糖尿病，多嚢胞卵巣症候群，子宮内膜症

1）妊娠高血圧症候群

　10 ～ 15 年後の相対危険率は，高血圧が 3.70（95 %CI：2.70 - 5.05），虚血性心疾患が 2.16（95 %CI：1.86 - 2.52），脳梗塞が 1.81（95 %CI：1.45 - 2.27）と報告されている[23]．わが国においても，日本ナースヘルス研究の結果から，妊娠高血圧症候群（HDP）の既往があると，本人の将来の高血圧の多変量調整オッズ比は 2.59（95 %CI：2.20 - 3.05）であり，将来の高血圧の危険因子である[24]．

2）妊娠糖尿病

　妊娠糖尿病を発症した女性は，将来心血管系疾患の発症リスクが高くなることが横断研究や縦断研究の結果から示されている[25]．妊娠から 12.3 年フォローアップした研究では，妊娠糖尿病の既往のある女性の心血管疾患発症のハザード比は 1.66（95 % CI：1.30 - 2.13）と有意に高かったことが報告されている[26]．ただし，妊娠糖尿病が 2 型糖尿病発症を介して心血管疾患の発症に関係している可能性も考えられる．

3）多嚢胞卵巣症候群

　メタボリックシンドロームのハイリスク群と位置づけられ，2 型糖尿病，高血圧，心血管疾患，脂質代謝異常などの合併が多い．メタアナリシスにおいても，心血管疾患の発症が多いことが報告されている[27]．

4）子宮内膜症

　1989 ～ 2000 年における大規模な前方視的コホート研究から，子宮内膜症と確認された女性は子宮内膜症と確認されていない女性に比較して，心筋梗塞，狭心症，冠動脈バイパス手術 / ステントによる血行再建術の割合が高く，特に 40 歳以下の子宮内膜症の冠動脈疾患リスクは有意に高いことが報告された[28]．さらに子宮内膜症と高コレステロール血症および高血圧のリスク増加との間には前方視的関連が認められ，逆に高コレステロール血症および高血圧を認めた場合，子宮内膜症が確認されるリスクが高いことも示された[29]．

文　献

1) Tanabe N, et al.：Serum total and non-high-density lipoprotein cholesterol and the risk prediction of cardiovascular events - the JALS-ECC -. Circ J 74：1346-1356, 2010. PMID：20526038.

2) Imano J, et al.：Low-density lipoprotein cholesterol and risk of coronary heart disease among Japanese men and women：the Circulatory Risk in Communities Study（CIRCS）. Prev Med 52：381-386, 2011. PMID：21371493.

3) Nagasawa S, et al.：Relation between serum total cholesterol level and cardiovascular disease stratified by sex and age group：a pooled analysis of 65 594 individuals from 10 cohort studies in Japan. J Am Heart Assoc 1：e001974, 2012. PMID：23316288.

4) Sugiyama D, et al.：Risk of hypercholesterolemia for cardiovascular disease and the population attributable fraction in a 24-year Japanese cohort study. J Atheroscler Thromb 22：95-107, 2015. PMID：25185893.

5) Iso H, et al.：Serum triglycerides and risk of coronary heart disease among Japanese men and women. Am J Epidemiol 153：490-499, 2001. PMID：11226981.

6) Iso H, et al.：Fasting and non-fasting triglycerides and risk of ischemic cardiovascular disease in Japanese men and

women：the Circulatory Risk in Communities Study（CIRCS）．Atherosclerosis 237：361-368, 2014. PMID：25443874.

7）Kitamura A, et al.：Association between non-high-density lipoprotein cholesterol levels and the incidence of coronary heart disease among Japanese：the Circulatory Risk in Communities Study（CIRCS）．J Atheroscler Thromb 18：454-463, 2011. PMID：21378473.

8）Noda H, et al.：Association between non-high-density lipoprotein cholesterol concentrations and mortality from coronary heart disease among Japanese men and women：the Ibaraki Prefectural Health Study. J Atheroscler Thromb 17：30-36, 2010. PMID：20075601.

9）Baba S, et al.：Cigarette smoking and risk of coronary heart disease incidence among middle-aged Japanese men and women：the JPHC Study Cohort I. Eur J Cardiovasc Prev Rehabil 13：207-213, 2006. PMID：16575274.

10）Higashiyama A, et al.：Risk of smoking and metabolic syndrome for incidence of cardiovascular disease--comparison of relative contribution in urban Japanese population：the Suita study. Circ J 73：2258-2263, 2009. PMID：19838005.

11）Honjo K, et al.：The effects of smoking and smoking cessation on mortality from cardiovascular disease among Japanese：pooled analysis of three large-scale cohort studies in Japan. Tob Control 19：50-57, 2010. PMID：20008160.

12）Huxley RR, et al.：Cigarette smoking as a risk factor for coronary heart disease in women compared with men：a systematic review and meta-analysis of prospective cohort studies. Lancet 378：1297-1305, 2011. PMID：21839503.

13）Kawano H, et al.：Sex differences of risk factors for acute myocardial infarction in Japanese patients. Circ J 70：513-517, 2006. PMID：16636482.

14）Cui R, et al.：Diabetes mellitus and risk of stroke and its subtypes among Japanese：the Japan public health center study. Stroke 42：2611-2614, 2011. PMID：21836098.

15）Doi Y, et al.：Impact of glucose tolerance status on development of ischemic stroke and coronary heart disease in a general Japanese population：the Hisayama study. Stroke 41：203-209, 2010. PMID：19940278.

16）Kokubo Y, et al.：The combined impact of blood pressure category and glucose abnormality on the incidence of cardiovascular diseases in a Japanese urban cohort：the Suita Study. Hypertens Res 33：1238-1243, 2010. PMID：20927111.

17）Kato M, et al.：Diagnosed diabetes and premature death among middle-aged Japanese：results from a large-scale population-based cohort study in Japan（JPHC study）．BMJ Open 5：e007736, 2015. PMID：25941187.

18）Peters SA, et al.：Diabetes as risk factor for incident coronary heart disease in women compared with men：a systematic review and meta-analysis of 64 cohorts including 858,507 individuals and 28,203 coronary events. Diabetologia 57：1542-1551, 2014. PMID：24859435.

19）Peters SA, et al.：Diabetes as a risk factor for stroke in women compared with men：a systematic review and meta-analysis of 64 cohorts, including 775,385 individuals and 12,539 strokes. Lancet 383：1973-1980, 2014. PMID：24613026.

20）Ikeda A, et al.：Blood pressure and the risk of stroke, cardiovascular disease, and all-cause mortality among Japanese：the JPHC Study. Am J Hypertens 22：273-280, 2009. PMID：19229210.

21）Miura K, et al.：Four blood pressure indexes and the risk of stroke and myocardial infarction in Japanese men and women：a meta-analysis of 16 cohort studies. Circulation 119：1892-1898, 2009. PMID：19332464.

22）Arima H, et al.：Impact of blood pressure levels on different types of stroke：the Hisayama study. J Hypertens 27：2437-43, 2009. PMID：19657282.

23）Bellamy L,et al.：Pre-eclampsia and risk of cardiovascular disease and cancer in later life：systematic review and meta-analysis. BMJ 335：974-977, 2007. PMID：17975258.

24）Kurabayashi T, et al.：Pregnancy-induced hypertension is associated with maternal history and a risk of cardiovascular disease in later life：Japanese cross-sectional study. Maturitas 75：227-231, 2013. PMID：23664317.

25）Retnakaran R.：Diabetes Res Clin Pract 2018. doi：10.1016 / j.diabres.2018.04.008. PMID：29679623.

26）Retnakaran R, et al.：CMAJ 181：371-376, 2009. PMID：19703913.

27）De Groot PCM, et al.：PCOS, coronary heart disease, stroke and the influence of obesity：a systematic review and meta-analysis. Hum Reprod Update 17：495-500, 2011. PMID：21335359.

28）Mu F, et al.：Endometriosis and Risk of Coronary Heart Disease. Circ Cardiovasc Qual Outcomes 9：257-264, 2016. PMID：27025928.

29）Mu F, et al.：Association Between Endometriosis and Hypercholesterolemia or Hypertension. Hypertension 70：59-65, 2017. PMID：28559401.

3 動脈硬化性疾患 危険因子の経年的変化

■ 動脈硬化性疾患の危険因子である脂質異常症，高血圧，糖尿病（耐糖能異常も含む），メタボリックシンドローム，慢性腎臓病，高尿酸血症，睡眠時無呼吸症候群の頻度は，閉経以後に増加する．

1 脂質異常症

　厚生労働省による平成 28 年国民健康・栄養調査報告によると，血清総コレステロール（TC）値の平均値は，男性 196.3 mg / dL，女性 206.6 mg / dL であり，この 10 年間でみると男女とも有意な増減はみられないが，閉経年齢の中央値である 50 歳より若年では，女性は男性に比して低値で推移するが，それ以後は上昇して女性が高値となる傾向も変わらない[1]．また，「健康日本 21（第二次）」の目標である「TC が 240 mg / dL 以上」の頻度も，同様に 50 歳以後，女性の頻度は急増し，約 68 % となる．

　低比重リポ蛋白コレステロール（LDL-C）についても，高 LDL-C 血症の基準である 140 mg / dL 以上の頻度は，同様の推移を示す．

　高比重リポ蛋白コレステロール（HDL-C）については思春期以後，男性と比べて女性では高値を示すが，60 歳以後は軽度低下傾向となる．低 HDL-C 血症の基準である 40 mg / dL 未満の頻度は，男性が高値で推移するが，加齢とともに女性の頻度はわずかに上昇する（図 1）[1]．

2 高血圧

　平成 28 年国民健康・栄養調査報告によると，高血圧の頻度は男性が女性より高値のまま経年的推移を示すが，女性の場合は 50 歳以後に上昇の勾配は急となる[1]．60 歳以後の女性の高血圧の頻度は，50 % 以上にまで上昇する（図 2）[1]．

3 糖尿病（耐糖能異常を含む）

　平成 28 年国民健康・栄養調査報告によると，糖尿病が強く疑われる人（HbA1c〔NGSP[注]〕≧ 6.5 %），または質問票で「現在糖尿病の治療を受けている」と答えた人）の頻度をみると，男女ともに経年的上昇を示し，50 歳代の女性で糖尿病が強く疑われる人の割合は 6.1 %，60 歳代の女性は 12.0 %，70 歳以上の女性では 16.8 % に達する（図 3）[1]．

注）2012 年 4 月 1 日以降，日常臨床（特定健康診査・保健指導等を除く）および著作物において HbA1c（%）を NGSP（National Glycohemoglobin Standardization Program）値で記載することになった．NGSP 値は，従来の JDS（Japan Dibetes Society）値に 0.4 % を加算した数値となる．

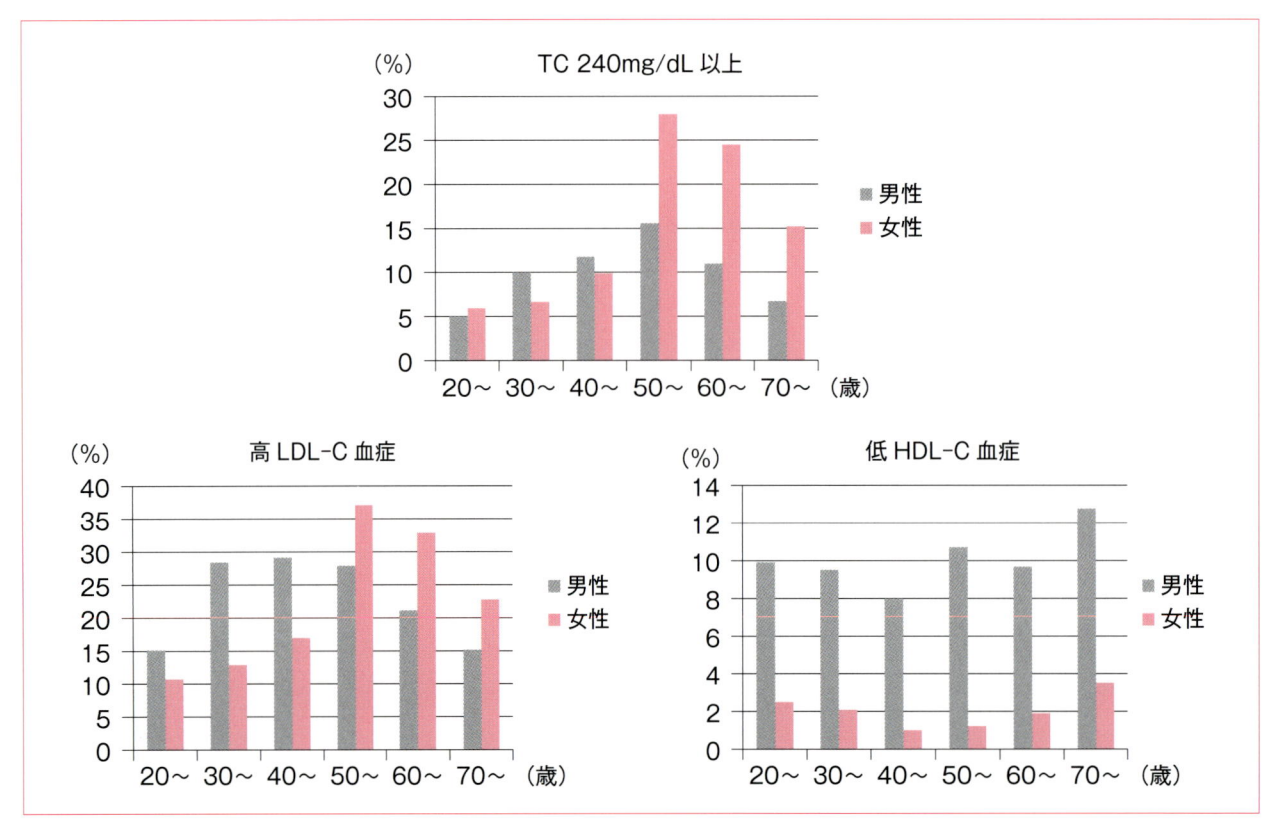

図1 脂質異常症の頻度

（文献1より作図）

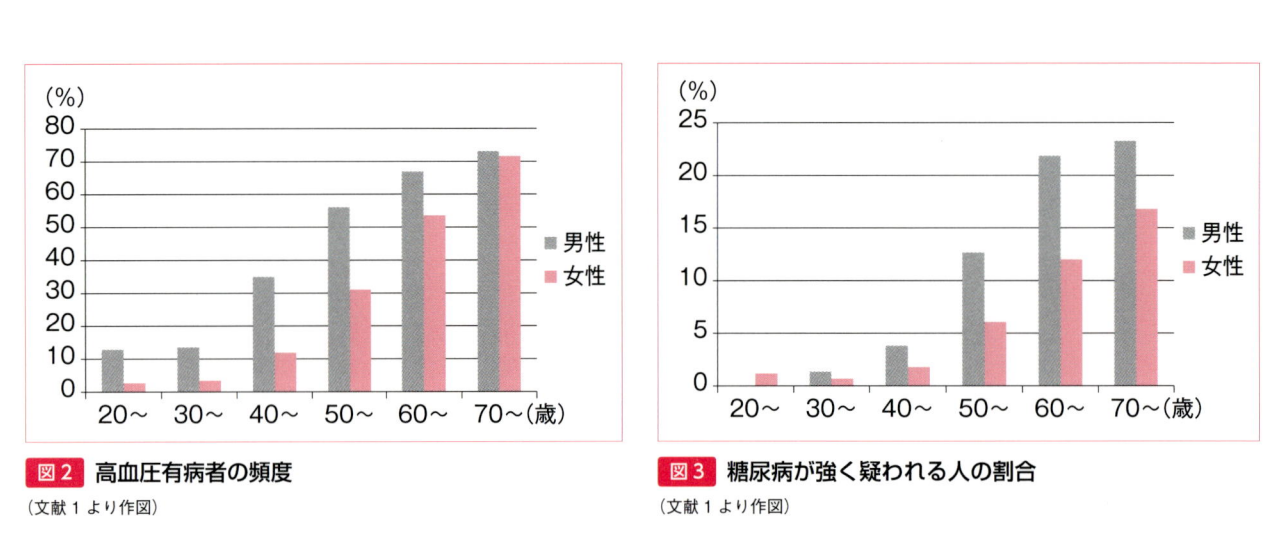

図2 高血圧有病者の頻度

（文献1より作図）

図3 糖尿病が強く疑われる人の割合

（文献1より作図）

　Otsuki らによると，健康診断を受診した非糖尿病女性 505 名（平均 52.2 歳，閉経前 208 名，閉経後 397 名）の検討では，閉経が空腹時血糖値上昇の独立した危険因子であることが示されている[2].

4 メタボリックシンドローム

　内臓脂肪蓄積（ウエスト周囲長が男性 85 cm 以上，女性 90 cm 以上：内臓脂肪面積が男女ともに 100 cm² 以上に相当）があり，①血清脂質異常（TG 値 150 mg / dL 以上，かつ / または HDL-C 値 40 mg / dL 未満），②血圧高値（収縮期血圧 130 mmHg 以上，かつ / または拡張期血圧 85 mmHg 以上），

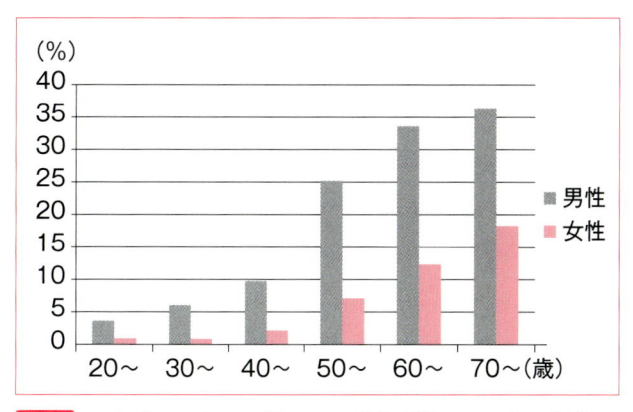

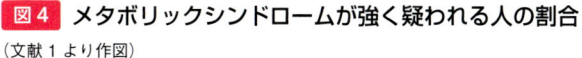

図4 メタボリックシンドロームが強く疑われる人の割合
（文献1より作図）

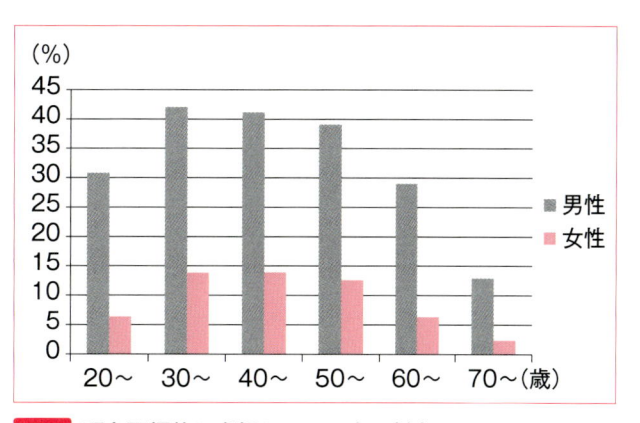

図5 現在習慣的に喫煙している人の割合
（文献1より作図）

③高血糖（空腹時血糖値 110 mg / dL 以上）の3項目のうち2項目以上を有する場合，メタボリックシンドロームと診断する[3]．

　平成28年国民健康・栄養調査報告によると，メタボリックシンドロームが強く疑われる人の割合は，男女ともに経年的上昇を示すが，女性は40歳代で2.1％，50歳代で7.1％，60歳代女性で12.3％，70歳代で18.2％と50歳以降に急上昇している（図4）[1]．

5 喫煙

　平成28年国民健康・栄養調査報告によると，現在習慣的に喫煙している者（たばこを「毎日吸っている」または「時々吸う日がある」と回答した者）の割合は，18.3％であり，男女別にみると男性30.2％，女性8.2％である[1]．どの年代でも男性が女性に比較して高値であるが，男性は30歳代，女性は30〜40歳代をピークとして，以後喫煙の頻度は減少する（図5）[1]．

　また，たばこ産業の「2017年全国たばこ喫煙者率調査」によると，成人男性の平均喫煙率は28.2％で，これは昭和40年以降のピーク時（昭和41年）の83.7％と比較して，50年間で55ポイント減少している．年代別には，最も急激な減少がみられるのは60歳以上（21.1％）で，40歳代が36.7％と最も高かった．一方，成人女性の平均喫煙率は9.0％であり，これもピーク時（昭和41年）より漸減しているものの，ほぼ横ばいである．男性同様40歳代が13.7％と最も喫煙率が高く，最低は60歳以上の5.6％である（図6）[4]．

6 慢性腎臓病（CKD）

　慢性腎臓病（CKD）は，①尿異常，画像診断，血液，病理で腎障害の存在が明らか，特に 0.15 g /gCr 以上の蛋白尿（30 mg / gCr 以上のアルブミン尿）の存在が重要，②年齢，クレアチニン，性別で推算される eGFR（推算糸球体濾過量）が 60 mL / 分 / 1.73m² 未満を認める場合，のどちらか，または両方が3か月以上続く場合に診断される[5]．日本腎臓学会が，全国10の都道府県で行った574,024名の健診データ（男性240,594名，女性333,430名）をもとに2005年の国勢調査に基づき推定した年齢別のCKD患者頻度によれば，男女とも年齢が上がるほどその頻度が増加している．特に女性におけるス

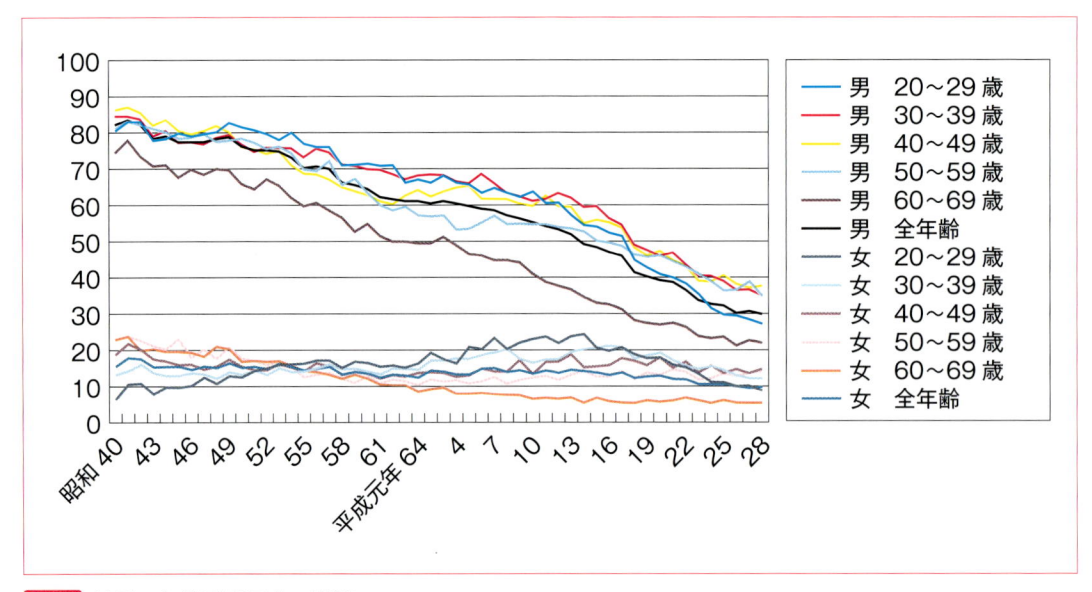

図6 性別・年代別喫煙率の推移
（文献 4 より）

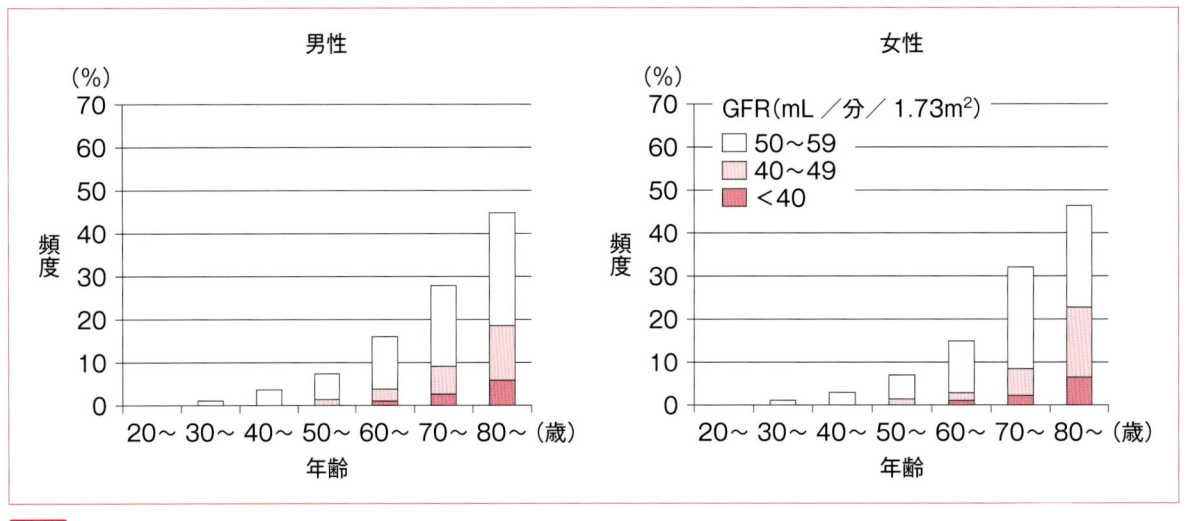

図7 年齢別の CKD 患者の頻度
（文献 5 より）

テージ 3（eGFR が 60 mL / 分 / 1.73m^2 未満）の頻度は，50 歳代では 10 ％ 未満であるが，60 歳代で 14.6 ％，70 歳代で 31.3 ％，80 歳以上で 44.5 ％ と増加している（図 7）[5]．

7 高尿酸血症

　高尿酸血症は，性・年齢を問わず血清尿酸値が 7.0 mg / dL を超えるものと定義されている．女性では，閉経後に血清尿酸値が上昇するため，高尿酸血症の頻度を検討する際には，閉経を考慮に入れる必要があるが，わが国において明確に閉経前後に分けて検討した報告はない．わずかに 50 歳未満と 50 歳以上の 2 群で検討した女性の高尿酸血症の頻度では，50 歳未満で 1.3 ％，50 歳以上で 3.7 ％ であった[6]．

8 睡眠時無呼吸症候群

　睡眠時無呼吸症候群(sleep apnea syndrome：SAS)は，無呼吸ないし低呼吸といった異常な呼吸パターンや睡眠時の換気不全をきたすことで，高血圧・脳卒中・心筋梗塞などの発症リスクを高める疾患であり，上気道の閉塞によるものが大多数を占める．疫学的には，成人男性の約3～7％，成人女性の約2～5％に認めるとされ，男性では40～50歳代の発症が半数以上，女性では閉経後に増加する．女性の閉経後に増加する要因として，呼吸中枢を刺激することで上気道拡張作用を有するプロゲステロンの分泌低下が考えられている[7]．

文　献

1) 厚生労働省：平成 28 年国民健康・栄養調査報告．厚生労働省健康局がん対策・健康増進課，2017.
2) Otsuki M, et al.：Menopause, but not age, is an independent risk factor for fasting plasma glucose levels in non diabetic women. Menopause 14：404-407, 2007.　PMID：17213751.
3) メタボリックシンドローム診断基準検討委員会：メタボリックシンドロームの定義と診断基準．日内会誌 94：794-809, 2005.
4) 成人喫煙率(JT 全国喫煙者率調査)．公益財団法人　健康・体力づくり事業財団「健康ネット」 (http:// www.health-net.or.jp / tobacco / product / pd090000.html)．（2018 年 7 月 20 日閲覧）
5) 日本腎臓学会編：CKD 診療ガイド 2012. 東京医学社，2012.
6) 日本痛風・核酸代謝学会編：高尿酸血症・痛風の治療ガイドライン第 2 版．メディカルレビュー社，2010.
7) 日本呼吸器学会：呼吸器の病気　I-05 その他　睡眠時無呼吸症候群(Sleep Apnea Syndrome：SAS)．日本呼吸器学会ウェブページ (www.jrs.or.jp / modules / citizen / index.php?content_id ＝ 42)．（2018 年 7 月 20 日閲覧）

4 脂質異常症・高血圧・糖尿病と動脈硬化性疾患

- ■女性において，LDL-C の上昇は虚血性心疾患の発症と関連性がある．
- ■女性において，治療による LDL-C の低下と脳卒中の発症予防には関連性がある．
- ■女性の高血圧は，冠動脈疾患と脳卒中の発症に同程度に関連性がある．
- ■女性の糖尿病は，男性よりも冠動脈疾患と脳卒中の発症に有意に関連している．

1 脂質異常症

久山町研究では，年齢と性別で調整した場合でも，低比重リポ蛋白コレステロール(LDL-C)の上昇に伴い，冠動脈疾患のリスクが増加する[1]．冠動脈疾患死亡と総コレステロール(TC)値との関係を調べた Evidence for Cardiovascular Prevention from Observational Cohorts in Japan(EPOCH-JAPAN)では 40〜69 歳女性において TC 値が 6.72 mmol / L(260 mg / dL 相当)以上で冠動脈疾患のリスクが増加し[2]，また NIPPON DATA80 でも女性は高 TC 値になると冠動脈疾患および心臓死のリスクが増加することが報告された[3]．一方，健診時のデータと虚血性心疾患死との関連を検討した Ibaraki Prefectural Health Study では，男性では LDL-C が 80 mg / dL 未満に比較して，140 mg / dL 以上の場合，冠動脈疾患死のハザード比は 2.06(95 %CI；1.34-3.17)と有意に高くなるが，女性でのハザード比は 1.16(0.64-2.12)と LDL-C 値と冠動脈疾患死との間に有意な関連性は認めなかった[4]．

2011 年，LDL-C の平均値が男性 99.4 mg / dL，女性 109.4 mg / dL と比較的低値で，脂質低下治療を受けておらず虚血性心疾患を有さない 40〜69 歳の日本人 8,131 名(男性 3,178 名，女性 4,953 名)を平均 21.9 年追跡し，総虚血性心疾患と非致死性心筋梗塞の発症を解析した Circulatory Risk in Communities Study(CIRCS)が報告された(表1)[5]．その結果，総虚血性心疾患発症および非致死性心筋梗塞発症に対する多変量調整後のハザード比は，LDL-C 値が 80 mg / dL 未満を 1.0 とした場合，男女ともに LDL-C の上昇に伴い増加し，男性で LDL-C が 140 mg / dL 以上の場合のハザード比はそれぞれ 2.90 と 3.59，女性では 3.05 と 5.43 と報告されている．このようにわが国の研究によると，男性では LDL-C と虚血性心疾患の発症や死亡との関連性があることは明白である．一方，女性では報告により差はあるが，虚血性心疾患の死亡率は LDL-C との関連性は低い可能性があるものの，発症率は LDL-C と関連性がある．

日本を含むアジアの研究では，TC 値が高いと虚血性脳卒中が，TC 値が低いと出血性脳卒中の発症リスクが高まる傾向にあるが有意差は認められておらず，血圧に比べて脂質異常症は脳卒中に対する重要性は低いと考えられている[6]．しかし，MEGA study の女性を対象としたサブ解析において，食事療法＋プラバスタチン投与群と食事療法群を比較すると，55 歳以上の女性では LDL-C が 19.1 %減少することで，脳卒中の発症が 53 %減少することが報告されていることから[7]，脳卒中の発症を予防するためにも脂質異常症の管理は重要である．

表1 CIRCS による男女別の LDL-C と心筋梗塞のリスク

	LDL-C（mg/dL）				
	<80	80〜99	100〜119	120〜139	140≦
●男性					
総虚血性心疾患	1.0	1.34	1.17	1.72	2.90
		(0.72-2.49)	(0.60-2.28)	(0.85-3.48)	(1.51-5.57)
心筋梗塞	1.0	1.79	1.83	2.26	3.59
		(0.80-4.01)	(0.80-4.20)	(0.90-5.66)	(1.51-8.55)
●女性					
総虚血性心疾患	1.0	1.21	3.41	3.80	3.05
		(0.30-4.95)	(0.98-11.95)	(1.06-13.58)	(0.84-11.07)
心筋梗塞	1.0	1.26	3.69	8.93	5.43
		(0.11-14.26)	(0.43-31.83)	(1.11-71.72)	(0.64-45.92)

（多変量ハザード比，95％信頼区間）

（文献5より）

2 高血圧

　高血圧は心疾患および脳卒中の最大の危険因子であり，特に脳血管障害との関連が強い．「健康日本21」によると，収縮期血圧が10 mmHg上昇すると脳血管障害および死亡の危険度が男性では20％，女性では15％増加すると報告されており[8]，さらに収縮期血圧が4 mmHg低下すると脳卒中死亡が男性で8.9％，女性で5.8％低下し，冠動脈疾患死亡率は男性で5.4％，女性で7.2％低下すると推計されている[9]．Japan Collaborative Cohort Studyの報告によると，女性において冠動脈疾患と脳卒中に対して最も人口寄与割合が高い危険因子は高血圧であるが，それぞれの人口寄与割合に有意な差は認められていない[10]．2018年，急性冠症候群（acute coronary syndrome：ACS）と虚血性脳卒中の患者の臨床的特徴の違いについて，2つの異なる臨床研究の全国多施設レジストリのデータを分析結果が報告された．ACS 3,426名（Prevention of Atherothrombotic Incidents Following Ischemic Coronary attack：PACIFIC）と虚血性脳卒中3,452名（Effective Vascular Event Reduction after Stroke：EVEREST）のデータについて解析された．その結果，全体サンプルでは，高血圧の有病率は脳卒中患者で高く，糖尿病，脂質異常症の有病率はACS患者で高かった．男性は各疾患の有病率の傾向は全体サンプルと同じ傾向であったが，女性における高血圧有病率は，ACS患者と脳卒中患者で同様であった[11]．このように女性において高血圧は冠動脈疾患ならびに脳卒中に対し同程度に悪影響を及ぼす．

3 糖尿病

　Japanese Acute Coronary Syndrome Study（JACSS）によると，女性における糖尿病は喫煙とともに男性に比較して冠動脈疾患のリスクに強く関連している[12]．メタアナリシスでも女性の糖尿病は冠動脈疾患の発症において，男性に比較して44％リスクが増加（相対リスク比1.44［95％CI：1.27-1.63]）すると報告された[13]．糖尿病は脳梗塞でも確立された危険因子であり，メタアナリシスによると，糖尿病で虚血性脳卒中の発症リスクが2.27倍，出血性脳卒中のリスクが1.56倍高くなることが報告された[14]．また，女性の糖尿病は脳卒中の発症において，男性に比較して27％リスクが増加（相対リスク

比 1.27［95 % CI：1.00 - 1.46］）すると報告された[13]．女性の糖尿病は冠動脈疾患ならびに脳卒中の発症に注意しなければならない．

文　献

1）Imamura T, et al.：LDL cholesterol and the development of stroke subtypes and coronary heart disease in a general Japanese population：the Hisayama study. Stroke 40：382-388, 2009. PMID：19095987.

2）Nagasawa SY, et al.：Relation between serum total cholesterol level and cardiovascular disease stratified by sex and age group：a pooled analysis of 65 594 individuals from 10 cohort studies in Japan. J Am Heart Assoc 1：e001974, 2012. PMID：23316288.

3）Sugiyama D, et al.：Risk of hypercholesterolemia for cardiovascular disease and the population attributable fraction in a 24-year Japanese cohort study. J Atheroscler Thromb 22：95-107, 2015. PMID：25185893.

4）Noda H, et al.：Gender difference of association between LDL cholesterol concentrations and mortality from coronary heart disease amongst Japanese：the Ibaraki Prefectural Health Study. J Intern Med 267：576-587, 2010. PMID：20141564.

5）Imano H, et al.：Low-density lipoprotein cholesterol and risk of coronary heart disease among Japanese men and women：The Circulatory Risk in Communities Study（CIRCS）． Prev Med 52：381-386, 2011. PMID：21371493.

6）Eastern Stroke and Coronary Heart Disease Collaborative Research Group：Blood pressure, cholesterol, and stroke in eastern Asia.：Lancet 352：1801-1807, 1998. PMID：9851379.

7）Mizuno K, et al.：Usefulness of pravastatin in primary prevention of cardiovascular events in women：analysis of the Management of Elevated Cholesterol in the Primary Prevention Group of Adult Japanese（MEGA study）． Circulation 117：494-502, 2008. PMID：18172039.

8）健康日本 21 企画検討会，健康日本 21 計画策定検討会：21 世紀における国民健康づくり運動（健康 21 日本）について：健康日本 21 企画検討会・健康日本 21 計画策定検討会報告書．健康・体力づくり事業財団，2000.

9）厚生科学審議会地域保健健康増進栄養部会・次期国民健康づくり運動プラン策定専門委員会：健康日本 21（第 2 次）の推進に関する参考資料．厚生労働省，2012.

10）Matsunaga M, et al.；JACC Study Group：Similarities and differences between coronary heart disease and stroke in the associations with cardiovascular risk factors：The Japan Collaborative Cohort Study. Atherosclerosis 261：124-130, 2017. PMID：28292514.

11）Naito R, et al.：Difference in clinical features in patients with acute coronary syndrome and stroke：Japanese multicenter registry results. Intern Med 2018.［Epub ahead of print］PMID：29877288.

12）Kawano H, et al.；Japanese Acute Coronary Syndrome Study（JACSS）Investigators：Sex differences of risk factors for acute myocardial infarction in Japanese patients. Circ J 70：513-517, 2006. PMID：16636482.

13）Peters SA, et al.：Diabetes as risk factor for incident coronary heart disease in women compared with men：a systematic review and meta-analysis of 64 cohorts including 858,507 individuals and 28,203 coronary events. Diabetologia 57：1542-1551, 2014. PMID：24859435.

14）Sarwar N, et al.：Diabetes mellitus, fasting blood glucose concentration, and risk of vascular disease：a collaborative meta-analysis of 102 prospective studies. Lancet 375：2215-2222, 2010. PMID：20609967.

5 閉経前女性の脂質異常症

■閉経前女性は閉経後女性と比較して脂質異常症の頻度は低い.

■閉経前女性における脂質異常症は家族性高コレステロール血症(FH),家族性複合型高脂血症(FCHL)などの原発性脂質異常症や,甲状腺機能低下症,原発性胆汁性肝硬変(PBC)など自己免疫疾患による続発性(二次性)脂質異常症を鑑別すべきである.

■脂質異常症のある閉経前女性には生活習慣改善が治療の中心となるが,FHや冠動脈疾患二次予防,および一次予防のハイリスク患者には薬物療法が考慮される.

　女性と男性の加齢による脂質代謝の変化には明確な性差があり[1],総コレステロール(TC)値と低比重リポ蛋白コレステロール(LDL-C)値は40歳代までは男性が高値を示すが,50歳代以降は女性の値のほうが男性の値より高くなる.また女性の中性脂肪は40歳以降加齢とともに上昇していき50歳代以降男性との差が縮小する[2].日本における冠動脈疾患の頻度も,閉経前女性における冠動脈疾患はまれであるが閉経を境にその頻度は顕著に上昇する.このような閉経に伴う脂質代謝の変化,特にLDL-Cの急峻な上昇は,女性の動脈硬化性疾患リスクに大きく影響を及ぼしている.したがって閉経前に脂質異常症をすでに認める女性においては,家族性高コレステロール血症(FH),家族性複合型高脂血症(FCHL)などの原発性脂質異常症や,甲状腺機能低下症,原発性胆汁性肝硬変(PBC)など自己免疫疾患による続発性(二次性)脂質異常症を疑うべきである.

　FHは高LDL-C血症,早発性冠動脈疾患,腱・皮膚黄色腫を3主徴とする常染色体遺伝疾患である.FHヘテロ接合体(表1)[3]は1/200〜500の頻度といわれており,FHヘテロ接合体女性においては男性よりやや高齢の50〜70歳で冠動脈疾患を発症することが多く(図1)[4],早期診断・治療と家

表1 成人(15歳以上)FHヘテロ接合体診断基準

1. 高LDL-C血症(未治療時のLDL-C値180 mg/dL以上)
2. 腱黄色腫(手背,肘,膝等またはアキレス腱肥厚)あるいは皮膚結節性黄色腫
3. FHあるいは早発性冠動脈疾患の家族歴(2親等以内)

- 続発性脂質異常症を除外した上で診断する.
- 2項目以上でFHと診断する.FHヘテロ接合体疑いは遺伝子検査による診断が望ましい.
- 皮膚結節性黄色腫に眼瞼黄色腫は含まない.
- アキレス腱肥厚はX線撮影により9 mm以上にて診断する.
- LDL-Cが250 mg/dL以上の場合,FHを強く疑う.
- すでに薬物治療中の場合,治療のきっかけとなった脂質値を参考にする.
- 早発性冠動脈疾患は男性55歳未満,女性65歳未満と定義する.
- FHと診断した場合,家族についても調べることが望ましい.
- この診断基準はホモ接合体にも当てはまる.

(文献3より)

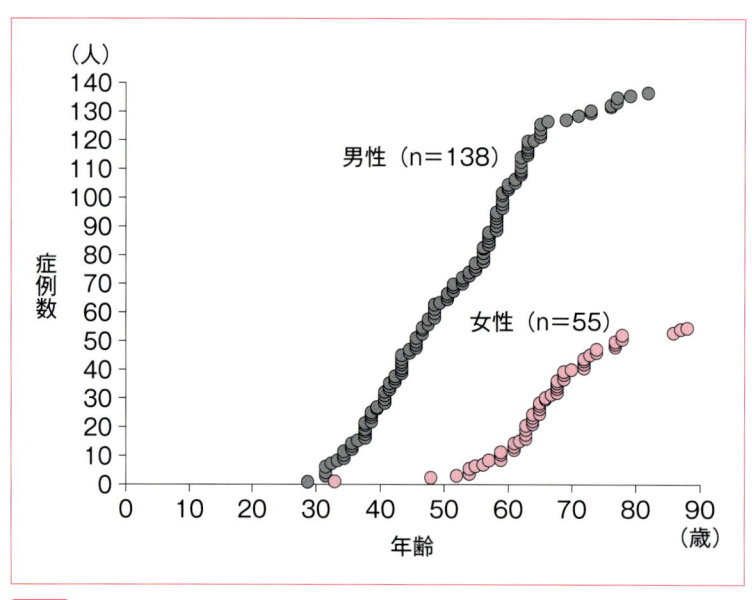

図1 FH ヘテロ接合体患者における年齢別，性別心筋梗塞累積症例数

（文献 4 より）

族スクリーニングの実施が必要とされている日常診療においても頻繁に遭遇する疾患である[5]．

　FH は小児期から動脈硬化性疾患の進行を認めるため，可能な限り早期の診断と治療が重要である[3]．

　脂質異常症のある閉経前女性で，上記のように家族性および二次性の脂質異常症が疑われない場合には生活習慣改善が治療の中心となる[5]．米国の Nurses' Health Study（NHS）においては，禁煙，運動量増加，適正体重維持，アルコール制限，健康的食生活といった一般的生活習慣改善事項を遵守すればするほど冠動脈疾患発症リスク[6]や心突然死のリスク[7]を低減可能であることが示された．また，NHS の若年女性（27 ～ 44 歳）を対象とした解析においても，上記5因子に加えテレビ視聴時間短縮を加えた6因子をすべてもつ女性の冠動脈疾患発症リスクは，まったくもたない群と比較し98 ％ も低下していた[8]ことから，若年時から健康的な生活習慣を維持することは動脈硬化性疾患予防にとってきわめて重要である．生活習慣の改善において食生活内容の是正は重要であるが，総エネルギー摂取量を減らすだけではなく脂肪エネルギー比率や食塩摂取量にも留意した指導を患者に行う必要があるため，医療連携として栄養相談などを積極的に活用するとよい（「8　脂質異常症の治療　(1)生活習慣の改善」参照）．男性と比較して女性においてスタチン製剤による動脈硬化性疾患初発予防効果は相反する結果が出ている[5]ことから，閉経前女性においては後述のように女性の動脈硬化性疾患予防には生活習慣改善が重要であることが指摘されている（「7　脂質異常症の検査・管理方法　(4)閉経前脂質異常症の管理」参照）．その一方，閉経前女性においても FH や冠動脈疾患二次予防，および一次予防のハイリスク患者には薬物療法が考慮される[3]．閉経前女性の高血圧に対する介入試験はいまだないため，動脈硬化性疾患予防においては生活習慣改善を中心に若年からの治療をすることが妥当と考えられている．

文　献

1)　Kannel WB, et al.：Menopause and risk of cardiovascular disease：the Framingham study. Ann Intern Med 85：447-452, 1976. PMID：970770.

2）Arai H, et al：Serum lipid survey and its recent trend in the general Japanese population in 2000. J Atheroscler Thromb 12：98-106, 2005. PMID：15942120.

3）日本動脈硬化学会編：動脈硬化性疾患予防ガイドライン 2017 年版. 日本動脈硬化学会, 2017.

4）Harada-Shiba M, et al.：Guidelines for the management of familial hypercholesterolemia. J Atheroscler Thromb 19：1043-1060, 2012. PMID 23095242.

5）Mabuchi H, et al.：Development of coronary heart disease in familial hypercholesterolemia. Circulation 79：225-232, 1989. PMID：2914343.

6）Stampfer MJ, et al.：Primary prevention of coronary heart disease in women through diet and lifestyle. N Engl J Med 343：16-22, 2000. PMID 10882764.

7）Chiuve SE, et al.：Adherence to a low-risk, healthy lifestyle and risk of sudden cardiac death among women. JAMA 306：62-69, 2011. PMID：21730242.

8）Chomistek AK, et al.：Healthy lifestyle in the primordial prevention of cardiovascular disease among young women. J Am Coll Cardiol 65：43-51, 2015. PMID：25572509.

6 周閉経期〜閉経後女性の脂質代謝特性

- 血中エストロゲンレベルの低下は LDL 粒子数を増加させる.
- TG 上昇は LDL を小粒子化し，small dense LDL を増加させる.

1 エストロゲン低下による女性の脂質代謝特性

　有経女性，自然閉経女性および年齢を有経女性とマッチさせた外科的閉経女性の 3 群の脂質濃度を比較した検討によると，自然閉経群と外科的閉経群では血中エストロゲンレベルの低下により，血中低比重リポ蛋白コレステロール(LDL-C)とアポ蛋白 B 濃度が高値を示す．アポ蛋白 B は LDL1 粒子に 1 分子存在するので，アポ蛋白 B 濃度は血中の LDL 粒子数を推測できるといわれている．したがって，低エストロゲン環境の 2 群の女性では血中 LDL 粒子数が増加していると考えられる[1]．この要因として，血中エストロゲンレベルが低下すると，肝の LDL 受容体が減少するため，LDL の取り込みが低下し，血中に LDL が停滞することが報告されている[2]．したがって，低エストロゲン環境の女性では，LDL 受容体減少による異化の低下が原因で血中に LDL 粒子が蓄積すると考えられる．

　また，トリグリセライド(TG)はエストロゲン濃度の低い自然閉経と外科的閉経群で高値を示す[1]．

2 TG上昇はLDLを小粒子化し，small dense LDLを増加させる

　高 TG 血症は，より動脈硬化に促進的な small dense LDL と関係することが注目されている．small dense LDL が動脈硬化の進行に際して，より促進的に作用する理由として，肝の LDL 受容体との親和性に乏しいため肝に取り込まれにくく血中に LDL が停滞しやすいことや[3]，血管壁内で酸化変性されやすくなるため(酸化 LDL)，マクロファージに取り込まれやすいことなどがあげられる[4]．さらに酸化 LDL は，動脈硬化の発症と密接に関連する血管内皮機能を傷害することも最近報告されており，高 TG 血症を合併した閉経後女性は small dense LDL を高頻度に合併することが明らかにされている[5]．

　このように血中エストロゲンレベルの低下は血中 LDL 粒子数を増加させ，TG の上昇とともに small dense LDL を増加させることが示されており，閉経後の冠動脈疾患発症のリスク要因になっている可能性がある．

　また閉経後女性では LDL-C は LDL 粒子径に関係なく，有経女性に比較して閉経後女性が高値であったが，閉経後女性を LDL 粒子径により 2 つの群に分類した検討によると，small dense LDL の閉経後女性では，TG が高値で LDL の被酸化性は亢進していた[5]．したがって，閉経後の TG の増加により small dense LDL は活性酸素に容易に酸化されやすい超悪玉の LDL になっている[5]．

　閉経後は内臓脂肪型肥満が増加するといわれている[6]．内臓脂肪の蓄積に伴い分泌された遊離脂肪

酸は門脈から肝臓に流入し，肝内での TG 合成を亢進して VLDL 分泌を増加させる．したがって，閉経後の TG 上昇は内臓脂肪の増加と関連する可能性がある．

文　献

1) Ikenoue N, et al.：Small low-density lipoprotein particles in women with natural or surgically induced menopause. Obstet Gynecol 93：566-570, 1999. PMID：10214834.

2) Arca M, et al.：Hypercholesterolemia in postmenopausal women. Metabolic defects and response to low-dose lovastatin. JAMA 271：453-459, 1994. PMID：8295321.

3) Nigon F, et al.：Discrete subspecies of human low density lipoproteins are heterogeneous in their interaction with the cellular LDL receptor. J Lipid Res 32：1741-1753, 1991. PMID：1770294.

4) Tribble DL, et al.：Variations in oxidative susceptibility among six low density lipoprotein subfractions of differing density and particle size. Atherosclerosis 93：189-199, 1992. PMID：1590824.

5) Wakatsuki A, et al.：Small low-density lipoprotein particles and endothelium-dependent vasodilation in postmenopausal women. Atherosclerosis 177：329-336, 2004. PMID：15530907.

6) Kotani K, et al.：Sexual dimorphism of age-related changes in whole-body fat distribution in the obese. Int J Obes Relat Metab Disord 18：207-212, 1994. PMID：8044194.

- 脂質検査として，空腹時採血での TC，TG，HDL-C を測定し，LDL-C を算出することを基本とする．また，糖代謝，血圧，腎機能および更年期症状の有無についても同時に検査する．
- 閉経前の脂質異常症患者においては，生活習慣の改善による非薬物療法が中心となる．
- 低および中リスクに分類される閉経後の脂質異常症患者において，
  ①更年期症状を有さない場合：HMG-CoA 還元酵素阻害薬（スタチン）やフィブラート系薬などが適応となる．
  ②更年期症状を有する場合：HRT[注]単独あるいは HRT とスタチン，フィブラート系薬などとの併用投与が適応となる．
- FH は冠動脈疾患のリスクがきわめて高いことから，早期診断と厳格な管理が推奨される．

◉ 2018 年度改訂版の要点

　『動脈硬化性疾患予防ガイドライン 2012 年版』では，絶対リスクの評価を NIPPON DATA80 から算出していたが，アウトカムが冠動脈疾患の発症ではなく死亡であること，低比重リポ蛋白コレステロール（LDL-C）や高比重リポ蛋白コレステロール（HDL-C）の情報がないこと，スタチンのない時代にベースライン調査が行われていたことからより新しい集団に適用するとハイリスク群の死亡率が実測値よりも高く算出されることなどの問題が生じ，現状に合わなくなっていた．そこで 2017 年版では，「日本人の動脈硬化性疾患の発症・死亡を予測する評価法は存在しているか」という Clinical Question を設定してシステマティック・レビューを行った．その結果，9 研究が選定されたが，その中で，①，LDL-C と HDL-C の両方を予測指標として組み込んでいる，② LDL-C レベルを詳細に分類している，③脳出血をエンドポイントとして含んでいない，④アウトカムが死亡ではなくイベント発症に設定している，ことから，最終的に吹田研究を選択し，吹田スコアに基づいた層別化を行った．本管理指針でも，『動脈硬化性疾患予防ガイドライン 2017 年版』に則った脂質異常症の検査・管理方法について解説する．

1 脂質検査の方法

　空腹時採血での総コレステロール（TC），トリグリセライド（TG），HDL-C を測定し，Friedewald 式（LDL-C $=$ TC $-$ HDL-C $-$ TG/5）にて LDL-C を算出することを基本とする．ただし，食後採血の場合や TG が 400 mg/dL 以上のときにはこの式を用いることができないため，non-HDL-C（$=$ TC $-$ HDL-C）を用いる．LDL-C 直接法は，以前よりも正確性が上がってきており，Friedewald 式の代わり

注）36 〜 39 ページを参照のこと

に用いることも可能である[1].

2 脂質異常症の診断基準

　脂質異常症の診断基準は**表1**のように定められている[1]. すなわち, 空腹時採血でLDL-C 140 mg /dL以上を高LDL-C血症, LDL-C 120 〜 139 mg / dL を境界域高LDL-C血症, HDL-C 40 mg / dL未満を低HDL-C血症, TG 150 mg / dL以上を高TG血症と診断する. また, non-HDL-Cの基準は, non-HDL-C 170 mg / dL以上を高non-HDL-C血症, non-HDL-C 150 〜 169 mg / dLを境界域高non-HDL-C血症と診断する.

3 脂質異常症の管理基準とリスク区分別脂質管理目標値

　『動脈硬化性疾患予防ガイドライン2017年版』[1]では, 吹田スコアに基づいた層別化を行った(**図1**). **図2**に示す通り吹田スコアの算出は煩雑であるため, 日常診療で容易に使用できるように, カテゴリー分類を行うためのアプリを作成するとともに, 性・年齢・危険因子の個数による層別化のチャートも作成した(**図3**).

　冠動脈疾患発症予測アプリWeb版のURLは, http:// www.j-athero.org / publications / gl2017_app.htmlである.

　ガイドに従い進めると, **図1**の手順が出てくる. ここで「冠動脈疾患の既往」は「なし」を選び, 「糖尿病・慢性腎臓病・非心原性脳梗塞・末梢動脈疾患があるか」の項目で「なし」を選択すると, 吹田スコアの算出に移動する. そこで年齢・性別・喫煙の有無・血圧・HDL-C・LDL-C・耐糖能異常の有無・早発性冠動脈疾患家族歴を入力すると, たとえば「予測される10年以内の冠動脈疾患発症確率が2.6%, 同年齢, 同性で最もリスクが低い人と比べて2.1ポイント確率が高くなっている.【中リスクです】」と表示される. 一方, **図3**は危険因子を用いた簡易版となっており吹田スコアを算出するところが, 危険因子の個数をカウントするだけになっており, ①喫煙, ②高血圧, ③低HDL-C, ④耐糖能異常, ⑤早発性冠動脈疾患家族歴のうち, いくつ該当しているかと, 性別・年齢との組み合わせから, リスク分類が行われる. **図3**のチャートによるカテゴリー分類は, **図1**のチャートによるカテゴリー分類とほぼ一致することは, シミュレーションにて確認されている.

　カテゴリー分類に応じた脂質管理目標値を**表2**に示す. 一次予防では原則として一定期間の生活習慣改善を行い, その効果を判定した後に薬物療法の適用を考慮する. なお, 低リスク・中リスクの患者における管理目標値は到達努力目標値であり, LDL-C 20 〜 30%の低下により冠動脈疾患が30%低下することも示されていることより, 20 〜 30%の低下を目標としてもよいこととした. 二次予防においては, 生活習慣の改善を行うとともに, **表2**に示した管理目標値を目標として薬物療法を行うのが望ましい. 一般に健康な閉経後女性は一次予防かつ低リスクに分類されることが多いが, 今回の改訂でもひとつの目安として, LDL-Cが180 mg / dL以上の場合に薬物治療を考慮すると記載された.

表1 脂質異常症診断基準（空腹時採血*）

LDL コレステロール	140 mg / dL 以上	高 LDL-C 血症
	120 ～ 139 mg / dL	境界域高 LDL-C 血症**
HDL コレステロール	40 mg / dL 未満	低 HDL-C 血症
トリグリセライド（TG）	150 mg / dL 以上	高トリグリセライド血症
non-HDL コレステロール	170 mg / dL 以上	高 non-HDL-C 血症
	150 ～ 169 mg / dL	境界域高 non-HDL-C 血症**

＊：10 時間以上の絶食を「空腹時」とする．ただし，水やお茶などカロリーのない水分の摂取は可とする．

＊＊：スクリーニングで境界域高 LDL-C 血症，境界域高 non-HDL-C 血症を示した場合は，高リスク病態がないか検討し，治療の必要性を考慮する．

● LDL-C は Friedewald 式（TC － HDL-C － TG／5）または直接法で求める．

● TG が 400 mg／dL 以上や食後採血の場合は non-HDL-C（TC － HDL-C）か LDL-C 直接法を使用する．ただしスクリーニング時に高 TG 血症を伴わない場合は LDL-C との差が＋30 mg／dL より小さくなる可能性を念頭においてリスクを評価する．

（文献 1 より）

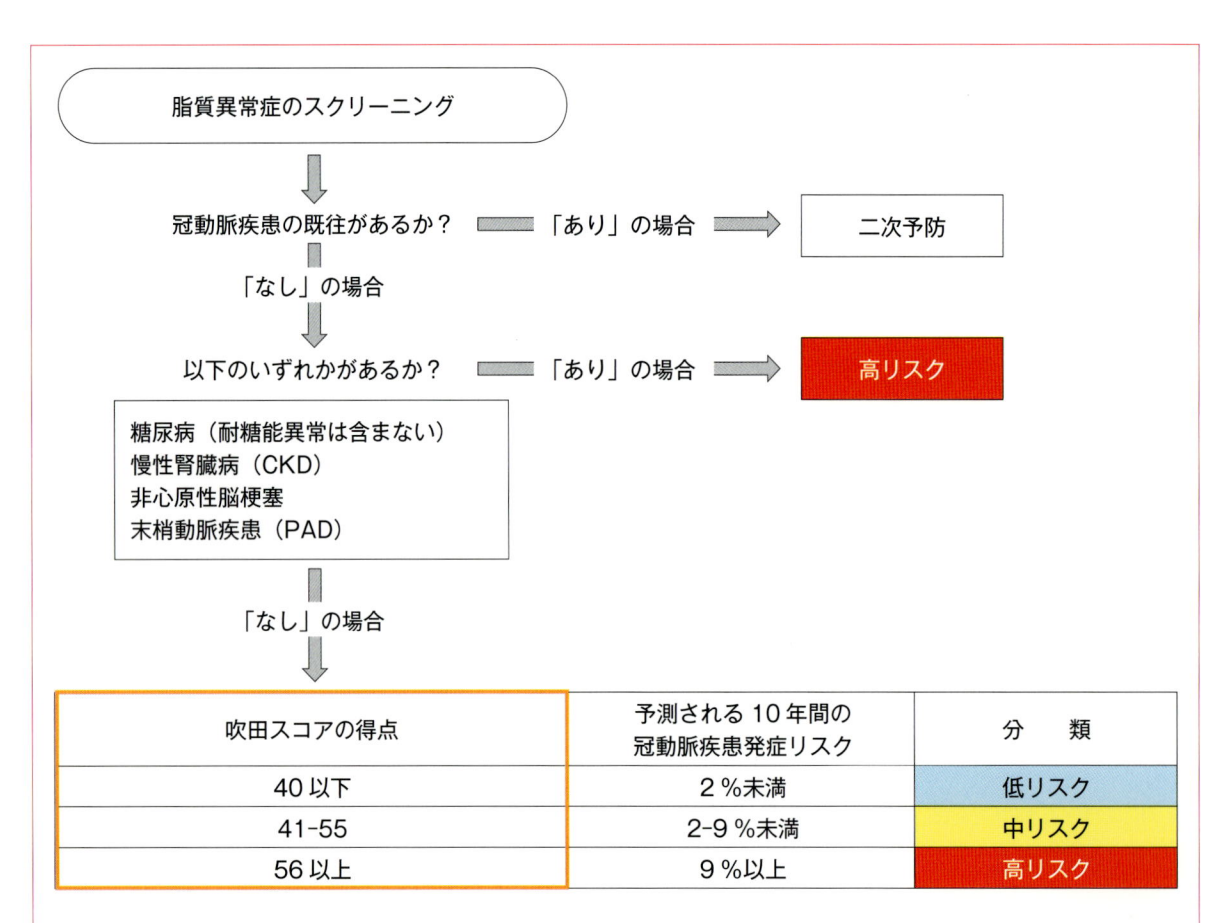

吹田スコアは図 2 に基づいて計算する．
注）家族性高コレステロール血症および家族性Ⅲ型高脂血症と診断される場合はこのチャートは用いずに，文献 1 の第 5 章「家族性高コレステロール血症」，第 6 章「原発性脂質異常症」の章をそれぞれ参照すること．

図1 冠動脈疾患予防からみた LDL-C 管理目標設定のための吹田スコアを用いたフローチャート

（文献 1 より）

危険因子①〜⑧の点数を合算する。　　　　　　　　　　　　　　　　　　（点数）

①年　　齢 （歳）	35-44			30
	45-54			38
	55-64			45
	65-69			51
	70 以上			53

②性　　　別	男　　性			0
	女　　性			−7

③喫　　煙*	喫煙有			5

④血　　　圧*	至適血圧	＜120 かつ　＜80		−7
	正常血圧	120-129　かつ / または　80-84		0
	正常高値血圧	130-139　かつ / または　85-89		0
	Ⅰ度高血圧	140-159　かつ / または　90-99		4
	Ⅱ度高血圧	160-179　かつ / または　100-109		6

⑤HDL-C （mg / dL）	＜40			0
	40-59			−5
	≧60			−6

⑥LDL-C （mg / dL）	＜100			0
	100-139			5
	140-159			7
	160-179			10
	≧180			11

⑦耐糖能異常	あり			5

⑧早発性冠動脈 　疾患家族歴	あり			5

①〜⑧の 点数を合計				点

	①〜⑧の 合計得点	10 年以内の 冠動脈疾患 発症確率	発症確率の範囲		発症確率の 中央値	分　　類
			最小値	最大値		
吹田スコア （LDLモデル詳細）	35 以下	＜1%		1.0%	0.5%	低リスク
	36-40	1%	1.3%	1.9%	1.6%	
	41-45	2%	2.1%	3.1%	2.6%	中リスク
	46-50	3%	3.4%	5.0%	4.2%	
	51-55	5%	5.0%	8.1%	6.6%	
	56-60	9%	8.9%	13.0%	11.0%	高リスク
	61-65	14%	14.0%	20.6%	17.3%	
	66-70	22%	22.4%	26.7%	24.6%	
	≧71	＞28%	28.1%		28.1%以上	

*高血圧で現在治療中の場合も現在の数値を入れる．ただし高血圧治療の場合は非治療と比べて同じ血圧値であれば冠動脈疾患のリスクが高いことを念頭に置いて患者指導をする．禁煙者については非喫煙として扱う．冠動脈疾患のリスクは禁煙後1年でほぼ半減し，禁煙後15年で非喫煙者と同等になることに留意する．

図2 吹田スコアによる冠動脈疾患発症予測モデル

（文献 1 より）

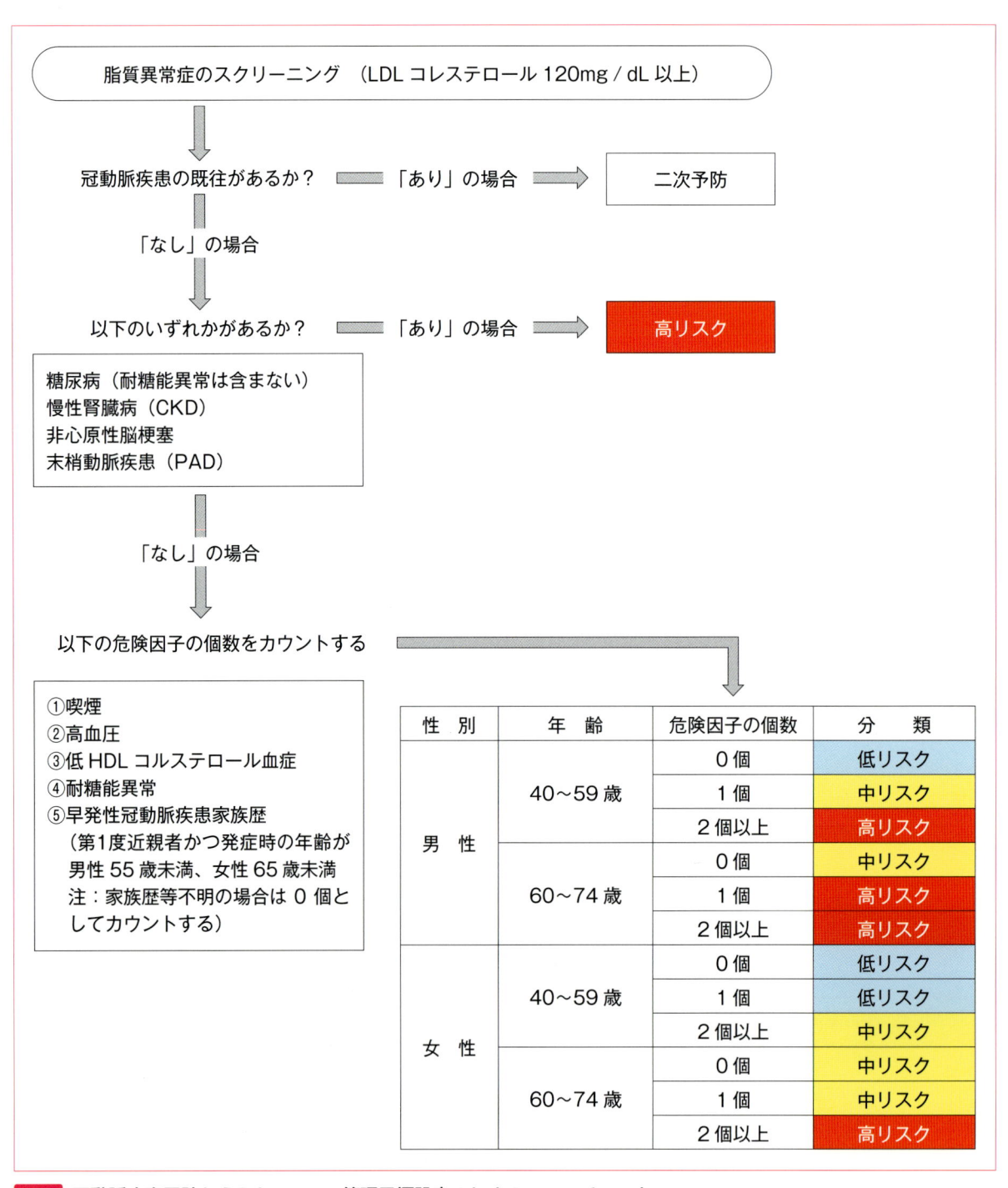

図3 冠動脈疾患予防からみた LDL-C 管理目標設定のためのフローチャート
（危険因子を用いた簡易版）

（文献 1 より）

4 閉経前脂質異常症の管理

　閉経前女性で脂質異常症を認める場合，原則的には生活習慣の改善を中心とした治療を行う．しかし，閉経前に高 LDL-C 血症を認める場合には家族性高コレステロール血症（FH）を疑う必要があり，FH と診断された場合には，生活習慣の改善とともに適切な薬物療法により LDL-C を低下させるべきである[2]．一方，FH の家族歴があり，小児期より診断がなされている場合，早期に日本動脈硬化

表2 リスク区分別脂質管理目標値

治療方針の原則	管理区分	脂質管理目標値(mg / dL)			
		LDL-C	non-HDL-C	TG	HDL-C
一次予防 まず生活習慣の改善を行った後薬物療法の適用を考慮する	低リスク	< 160	< 190	< 150	≧ 40
	中リスク	< 140	< 170		
	高リスク	< 120	< 150		
二次予防 生活習慣の是正とともに薬物治療を考慮する	冠動脈疾患の既往	< 100 (< 70)*	< 130 (< 100)*		

＊家族性高コレステロール血症，急性冠症候群も時に考慮する．糖尿病でも他の高リスク病態(非心原性脳梗塞・末梢動脈疾患・慢性腎臓病・メタボリックシンドローム・主要危険因子の重複・喫煙)を合併するときはこれに準ずる．

● 一次予防における管理目標達成の手段は非薬物療法が基本であるが，低リスクにおいてもLDL-Cが180 mg / dL以上の場合は薬物治療を考慮するとともに，家族性高コレステロール血症の可能性を念頭においておくこと(文献1第5章参照)．

● まずLDL-Cの管理目標値を達成し，その後non-HDL-Cの達成を目指す．

● これらの値はあくまでも到達努力目標値であり，一次予防(低・中リスク)においてはLDL-C低下率20～30％，二次予防においてはLDL-C低下率50％以上も目標値となり得る．

● 高齢者(75歳以上)については文献1第7章を参照．

(文献1より)

学会の専門医[注)]にコンサルトすることが勧められる．

　FCHLはFHに比べ，LDL-C増加の程度は弱く，生活習慣の改善による脂質改善効果は大きいが，生活習慣の改善によってLDL-Cが低下しない場合，薬物療法を考慮すべきである．

　なお，妊娠中におけるスタチンなどの薬物療法は，胎児奇形の発症リスクが懸念されるため禁忌である．英国のNational Institute for Health and Clinical Excellenceのガイドラインによれば，薬物療法中に妊娠が判明した場合には投薬を中止するべきであり，薬物療法中で挙児希望のある場合には，薬物投与を3か月間中止してから妊娠を試みるべきとされている[3)]（レジンは妊娠中も使用可能）．

　また，甲状腺機能低下症や原発性胆汁性胆管炎(PBC)など自己免疫疾患による続発性(二次性)脂質異常症の場合には，基礎疾患の治療が優先される．

　エチニルエストラジオール(EE)と黄体ホルモンとの配合である経口避妊薬(OC)は，当初は避妊目的で開発されたが，近年では避妊以外に月経痛や月経過多の改善目的にも多く使用されている．わが国では，避妊を目的としている薬剤をOC，月経困難症や子宮内膜症など疾患の治療を目的として用いる薬剤をLEPとよび，区別している[4)]．OC・LEPの心筋梗塞リスクに関し，2015年のコクランレビューでは，24の研究を解析した結果，OC使用者では心筋梗塞リスクがRR：1.6(95％CI：1.2-2.1)と上昇しており，黄体ホルモンによる違いは明らかではなかったが，エストロゲンの用量増加にしたがい上昇していたと報告している[5)]．

　健康女性を対象としたスタチン製剤とOCの併用療法の検討によれば，スタチン製剤はOCのホルモン効果を減弱させる悪影響は認めず，LDL-Cの低下など脂質改善効果は温存されることを報告している[6)]．したがって，FHを有する閉経前女性のOC・LEPとスタチン併用療法は必ずしも禁忌では

注)日本動脈硬化学会のウェブサイト(http:// www.j-athero.org /)参照

ないが，この研究は比較的小規模で，信頼区間が大きいことから，併用療法を選択する場合にはリスク・ベネフィットについての十分な説明が必要となる．

5 周閉経期～閉経後脂質異常症の管理

閉経後女性の診察では，脂質検査に加え，心血管疾患の家族歴や喫煙の有無などを問診し，糖代謝，血圧，腎機能の検査を施行する．合わせて，更年期症状についてもスクリーニングすることが重要である．

Management of Elevated Cholesterol in the Primary Prevention Group of Adult Japanese（MEGA）Study[7]やFenofibrate Intervention and Event Lowering in Diabetes（FIELD）Study[8]の結果より，脂質異常症を合併した女性へのスタチンやフィブラート系薬による薬剤介入のメリットはあると考えられる．一方，スタチンを用いた 174,000 名を対象としたメタ解析では，血管疾患既往のない患者において LDL-C 38.7 mg / dL 低下による心血管疾患リスク低下は，男性では 0.72（95 %CI：0.66-0.80）と有意であったが，女性では 0.85（95 %CI：0.72-1.00）と低下傾向を示すにとどまった[9]．

以上から，女性においてスタチンによる動脈硬化性疾患の初発予防効果は男性に比べ明らかではなく，生活習慣改善が治療の中心となる．ただし，『動脈硬化性疾患予防ガイドライン 2017 年版』[1]で推奨されているように，冠動脈疾患リスクの高い患者には薬物療法を考慮する．

脂質検査で脂質異常症が判明した低または中リスクに該当する症例では，血管運動神経症状などの更年期症状がなければ，まず生活習慣の改善を 6 か月程度行う．その後，再度脂質検査を施行し，『動脈硬化性疾患予防ガイドライン 2017 年版』[1]に記載された管理目標値に到達していれば，生活習慣の改善を維持させるが，到達していなければ，スタチンやフィブラート系薬などの投与を考慮する．更年期症状がある場合には HRT が適応となるので，HRT の禁忌でない症例には生活習慣の改善に加え，HRT の脂質代謝改善効果に期待して 3 ～ 6 か月間施行してもよい．その後，再度脂質検査を行い，管理目標値に到達していれば，生活習慣の改善と HRT 投与を継続するが，到達していなければ，HRT にスタチンやフィブラート系薬などを追加する．なお，原則として二次予防や高リスクは専門医へのコンサルトが望ましい（図 4）．

周閉経期の女性では，脂質異常がみられても糖代謝異常など他のリスク因子がない場合は積極的治療の必要はなく，経過観察でよいことが多い．ただし，糖代謝異常の出現などに注意を要する．

家族歴の調査や，アキレス腱肥厚や皮膚黄色腫の存在の有無を診察し，FH 患者と診断された場合，閉経後の LDL-C 上昇度は健常女性よりも大きいことが知られており，生活習慣の改善はもちろん，スタチンなどにより LDL-C を積極的に低下させる必要がある．FH を疑った際には専門医に紹介することを考慮すべきであると，『動脈硬化性疾患予防ガイドライン 2017 年版』[1]に記されている．

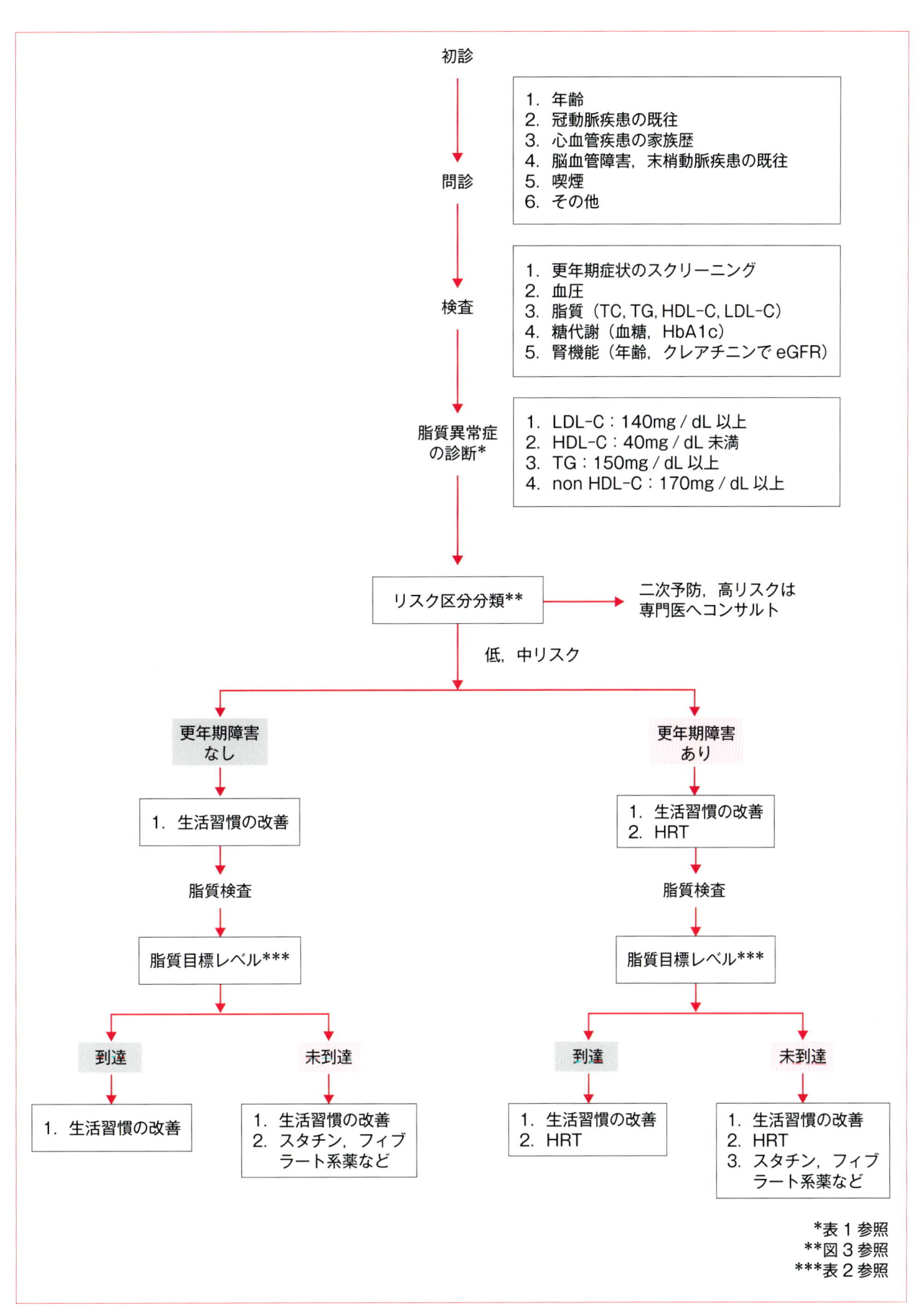

図4 閉経後脂質異常症の管理方法

文　献

1）日本動脈硬化学会編：動脈硬化性疾患予防ガイドライン 2017 年版. 日本動脈硬化学会, 2017.

2）Robinson JG：Guidelines for the management of familial hypercholesterolemia. J Manag Care Pharm 19：139-149, 2013. PMID：23095242.

3）National Collaborating Centre for Primary Care（UK）. National Institute for Health and Clinical Excellence：Identification and Management of Familial Hypercholesterolaemia（FH）［Internet］. Guidance. London, 2008. PMID：21678627.

4）低用量経口避妊薬, 低用量エストロゲン・プロゲスチン配合薬ガイドライン 2015 年度版. 日本産科婦人科学会, 2015.

5）Roach RE, et al.：Combined oral contraceptives：the risk of myocardial infarction and ischemic stroke. Cochrane Database Syst Rev. CD011054, 2015. PMID：26310586.

6）Simonson SG, et al.：The effect of rosuvastatin on oestrogen & progestin pharmacokinetics in healthy women taking an oral contraceptive. Br J Clin Pharmacol 57：279-286, 2004. PMID：14998424.

7）Nakamura H, et al.：Primary prevention of cardiovascular disease with pravastatin in Japan（MEGA Study）：a prospective randomised controlled trial. Lancet 368：1155-1163, 2006. PMID：17011942.

8）Keech A, et al.：Effects of long-term fenofibrate therapy on cardiovascular events in 9795 people with type 2 diabetes mellitus（the FIELD study）：randomised controlled trial. Lancet 366：1849-1861, 2005. PMID：16310551.

9）CTT Collaboration, et al.：Efficacy and safety of LDL-lowering therapy among men and women：meta-analysis of individual data from 174,000 participants in 27 randomised trials. Lancet 385：1397-1405, 2015. PMID：25579834.

8 脂質異常症の治療

1 生活習慣の改善

- ■ 女性の脂質異常症患者の管理は，閉経の有無を問わず，まず生活習慣の改善を優先させる．
- ■ 生活習慣の改善には，禁煙，運動習慣，食事療法，体重の維持・減量などがある．

　脂質異常症の治療の基本は生活習慣の改善であり，食事療法および体重管理が重要である．食事療法としては身体活動量に応じた適切なカロリー設定や栄養バランス，また脂質異常症の病型に応じた脂肪の総摂取量の設定など個人にあわせた栄養指導が重要である．『動脈硬化性疾患予防ガイドライン 2017 年版』では，表1 のように単に総エネルギー摂取量を減らすだけでなく脂肪エネルギーの比率や食塩の摂取やアルコール摂取においても管理する必要があると認識されている[1]．また，閉経女性においてはエストロゲンの欠乏に伴って肥満および肥満に関連するメタボリックシンドロームをはじめとする代謝性疾患へのリスクが高くなることから体重管理は重要である．肥満症患者に対しては『肥満症診療ガイドライン 2016』ではその減量目標を現体重の 3 ％としている[2]．

　一方で，動脈硬化性疾患を予防するためには食事制限や体重コントロールだけでなく禁煙や身体活動量も重要である．特に喫煙に関してはすべての動脈硬化性疾患に対する独立した危険因子であると同時に禁煙すればそのリスクは減少する[3]ことが明らかになっている．『動脈硬化性疾患予防ガイドライン 2017 年版』では動脈硬化の予防として表2 のごとく禁煙や有酸素運動なども含めた生活習慣全般を改善することが重要としている．

表1 動脈硬化性疾患予防のための食事指導

- ● 総エネルギー摂取量(kcal／日)は一般に
  標準体重(kg,（身長 m$)^2$ × 22)×身体活動量(軽い労作で 25 〜 30，普通の労作で 30 〜 35，重い労作で 35 〜)とする
- ● 脂質エネルギー比率を 20 〜 25 ％，飽和脂肪酸エネルギー比率を 4.5 ％以上 7 ％未満，コレステロール摂取量を 200 mg／日未満に抑える
- ● n-3 系多価不飽和脂肪酸の摂取量を増やす
- ● 工業由来のトランス脂肪酸の摂取を控える
- ● 炭水化物エネルギー比を 50 〜 60 ％とし，食物繊維の摂取を増やす
- ● 食塩の摂取は 6 g／日未満を目標とする
- ● アルコール摂取を 25 g／日以下に抑える

（文献 1 より）

表2 動脈硬化性疾患予防のための生活習慣の改善

- 禁煙し，受動喫煙を回避する
- 過食と身体活動不足に注意し，適正な体重を維持する
- 肉の脂身，動物脂，鶏卵，果糖を含む加工食品の大量摂取を控える
- 魚，緑黄色野菜を含めた野菜，海藻，大豆製品，未精製穀類の摂取量を増やす
- 糖質含有量の少ない果実を適度に摂取する
- アルコールの過剰摂取を控える
- 中等度以上の有酸素運動を，毎日合計30分以上を目標に実施する

〔文献1より〕

2 薬物療法

- HRTの心血管疾患に対する影響は，使用するエストロゲンの種類や量，投与経路，併用する黄体ホルモンの種類，開始年齢や投与期間などにより異なる．
- 閉経後10年未満の女性に対してHRTを開始すれば，動脈硬化性疾患のリスクを低下させられる可能性が高い．
- スタチンとフィブラート系薬には，大規模臨床試験の女性を対象とするサブ解析において，心血管イベントを低減させるエビデンスがある．

1) HRT

HRTは，閉経移行期から閉経後の女性に対してエストロゲンを補充する治療法で，ホットフラッシュおよび発汗などの血管運動神経症状や泌尿生殖器萎縮症状の緩和に有効である．HRTに用いるエストロゲン製剤は，CEEと17β-エストラジオール(E_2)が中心である．投与経路としては経口と経皮（貼付剤・ゲル剤）がある．子宮摘出後の女性にはエストロゲン単独投与を行い，子宮を有する女性には子宮内膜がんの発生を予防するために黄体ホルモン製剤を併用する．

HRTの多面的なアンチエイジング作用に対する期待が極大化した1990年代前半，閉経後女性の最大の死因である冠動脈疾患（CHD）予防への期待度は特に高かった．エストロゲン低下とともにLDL-C，アポ蛋白Bは増加するが[4]，閉経後女性にエストロゲンを投与すればこれらは減少に転じる[5]．その他エストロゲンには血管内皮細胞や平滑筋細胞への直接作用を含む様々なアテローム性動脈硬化抑制効果があり，観察研究においてもHRTのCHD予防効果はゆるぎないものに思えたが[6,7]，前方視的研究が欠如していることが最大の問題であり，RCTに基づくエビデンスの構築が求められていた．

CHDに対するHRTの二次予防効果を検証するために平均年齢67歳の女性2,763名を動員したHERS（Heart and Estrogen / progestin Replacement Study）では，当初の期待に反して，CEE 0.625 mgとMPA 2.5 mgの連日投与を受けた群でCHDの再発が有意に多く，特に開始1年目ではプラセボ群に比較して52％の増加を認めた[8]．

CHDに対するHRTの一次予防効果を検証するために，基本的に健康とされた平均年齢63歳の閉経後女性16,608名を集めたWHIにおいても，CEE 0.625 mgとMPA 2.5 mgの連日投与を受けた群で

CHD の発生が有意に多く，プラセボ群に対するハザード比［95 ％CI］は 1.29［1.02-1.63］であった[9]（なお 2013 年に発表された WHI の最終解析において，この群における冠動脈疾患のハザード比は 1.18［0.95-1.45］であり，「CHD の有意な増加」は現在では否定されている[10]）．2004 年に発表された子宮摘出女性に対する CEE 0.625 mg 単独投与研究（N ＝ 10,739）では CHD のリスクはプラセボ群と変わらなかったものの，脳卒中のリスクが有意に高く，「HRT による動脈硬化性疾患予防」というコンセプトは完全に破綻したものと思われた[11]．

WHI 研究の「失敗」は大きな落胆をもたらしたが，その一方で，なぜ観察研究と RCT の結果がこれほど食い違うのかについてその後徹底的な検討が加えられたことにより，「あるべき」HRT の姿がしだいに明らかにされた．WHI については様々なサブ解析が行われたが，特に注目を集めたのは閉経後年齢による層別化解析である．閉経後 20 年を超えてから HRT を開始した群では CHD が有意に増加したが，閉経後 20 年未満の群では増加の有意性がなくなり，さらに 10 年未満ではむしろ CHD が減少した[12]．このような傾向は，その後に行われた WHI を含む 23 件の RCT を統合し 39,049 人を対象としたメタアナリシスでも確認され，閉経後 10 年以上（または 60 歳以上）で HRT を開始した女性の CHD 発症のオッズ比［95 ％CI］が 1.03［0.91-1.16］であったのに対し，閉経後 10 年未満（または 60 歳未満）で HRT を開始した場合には 0.68［0.48-0.96］であった[13]（図 1）．更年期症状を有する周閉経期女性に対して開始された HRT が結果として CHD 予防効果をもつという観察研究の結果と，無症状な高齢女性を対象として CHD 等の疾患予防を主目的として行われた RCT の結果との間に齟齬がみられることは，これらの解析結果とまさに符合する．WHI の中心的な研究者の一人であった Manson は，2006 年にこの点に関する「タイミング仮説」を発表した[14]．すなわち，アテローム性動脈硬化が進展していない周閉経期の HRT は脂質プロファイルや血管内膜に対する作用によって CHD 予防的に作用するのに対し，すでにプラークが完成した高齢者に対するエストロゲン投与はプラークの破綻や動脈血栓形成を促進することによりかえって CHD を増加させる．この非常に説得力のある理論は，長い間仮説にすぎなかった．

タイミング仮説を初めて裏付けたのが，Early vs Late Intervention Trial with Estradiol（ELITE）試験である．対象となった 643 名の閉経後女性のうち，半数は閉経後 6 年未満（平均年齢 55 歳）で，半数は閉経後 10 年以上（平均年齢 65 歳）であった．これらの女性をそれぞれ経口 E_2 1.0 mg / 日またはプラセボに無作為に割り付け，主要エンドポイントを頸動脈内膜中膜比（carotid intima-media thickness：IMT）として約 5 年間の経過観察を行った．その結果，閉経後 10 年以上群では IMT が E_2 ＝プラセボであったのに対し，閉経後 6 年未満群では E_2 ＜プラセボであった（図 2）[15]．すなわち，閉経後時間をおかずに開始した HRT はアテローム性動脈硬化の進展を抑制したのである．

ELITE 研究でもう一つ重要な点は，エストロゲン製剤として E_2 が用いられていることである．北米では長い間 CEE が HRT の主役であったが，CEE は妊馬尿の精製物という性格上，エストロン（E_1）を主成分としつつも他 9 種類のエストロゲンをはじめとする様々な夾雑物を含んでおり，これが有害事象の原因ではないかと考えられるようになっていた．そのことを支持したのが早くから HRT に天然型の E_2 が用いられていたヨーロッパからの報告である．フィンランドの Mikkola らは，E_2 による HRT を受けていた女性における CHD 死亡に関して WHI 以前（1995-2001）と WHI 以後（2002-2009）とを比較した．HRT が相対的に鷹揚に行われていた前者に較べて，より適応を厳格化した後者では死亡リスクが低下しているのではないかと考えてのことであったが，結果は予想に反しており，HRT を 1 年以上続けた場合の CHD による標準化死亡率は，WHI 以前で 0.57［0.48-0.66］，WHI 以後で 0.46

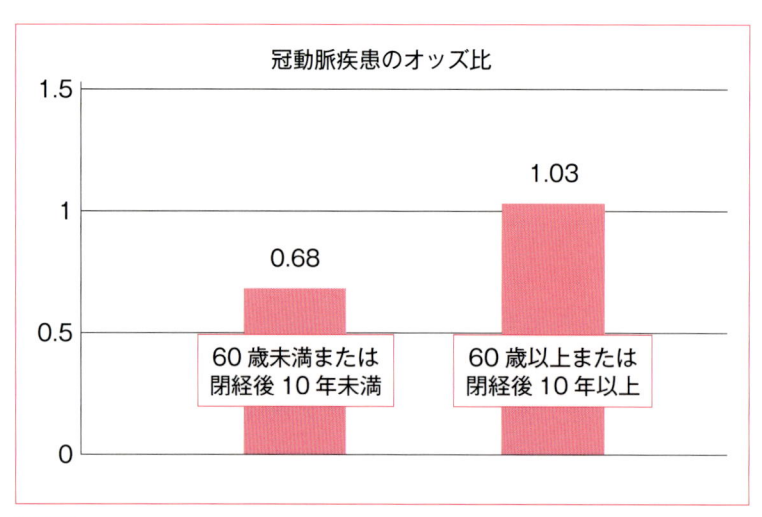

図1 HRTと冠動脈疾患発症リスク―年齢・閉経後年数による違い―
（文献13より作図）

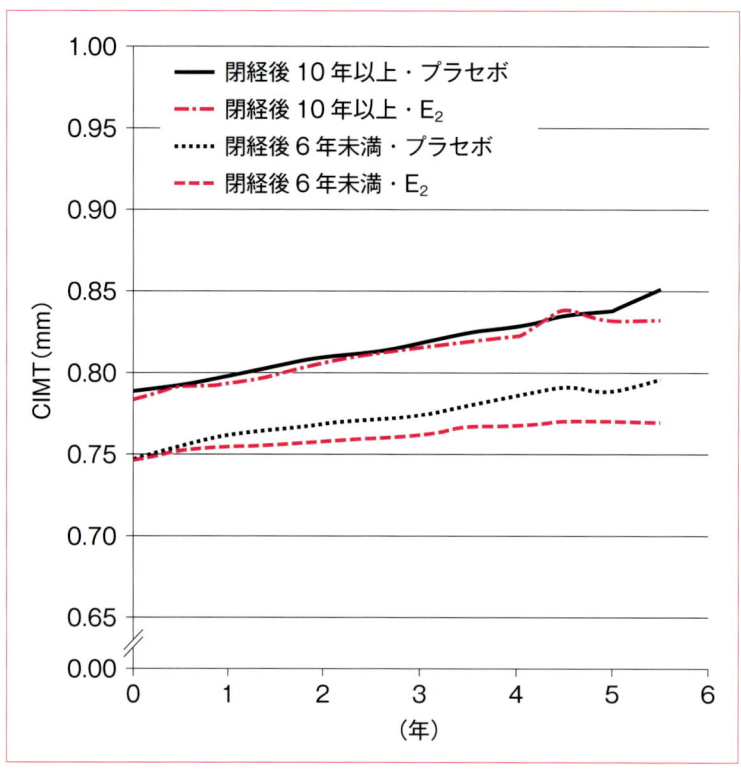

図2 E₂によるHRTがCIMTに与える影響の閉経後年数による違い
― ELITE研究―

閉経後6年未満群ではCIMTがE₂群においてプラセボ群より有意に低く，閉経
後10年以上群では両群に差がなかった．
（文献15より作図）

[0.32-0.64] と，どちらも半減していた[15]．E₂によるHRTがCHDおよび脳卒中による死亡を有意に減少させることは，Mikkolaらの他の論文でも再度示されており，特にCHDのリスクはHRTの継続期間が長いほど低下する（図3）[16]．RCTとは異なり，日常診療に近い環境（"real-world"）における治療のパフォーマンスを検証するコホート研究において，E₂によるHRTの動脈硬化性疾患予防効果が

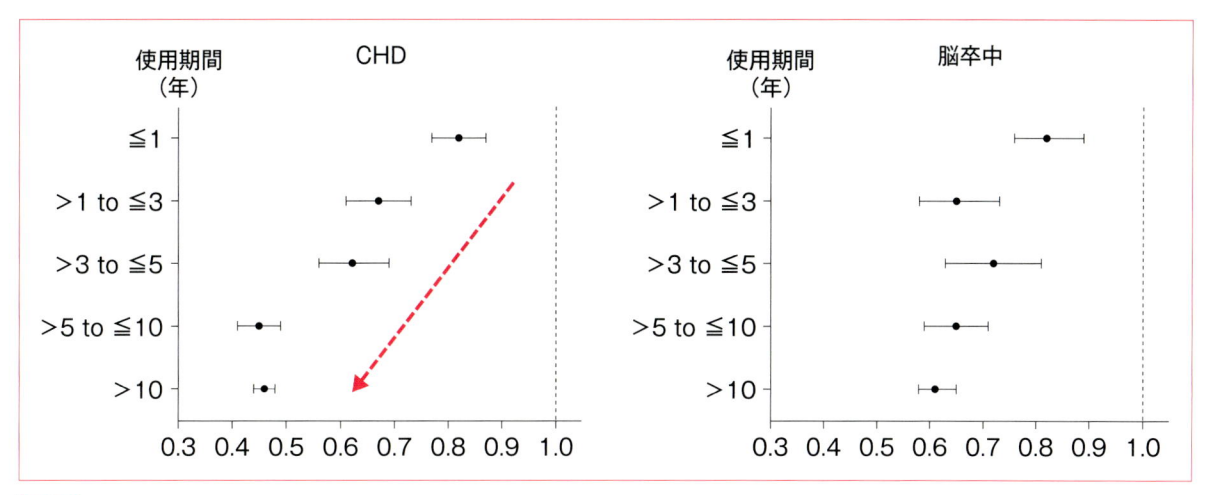

図3 E_2 による **HRT** が **CHD** と脳卒中の死亡リスクに与える影響―フィンランドのナショナルコホート研究―

E_2 による HRT の継続期間が長いほど，特に CHD のリスクが低下する．

（文献 16 より作図）

示されたことの意義は大きい．

　WHI 後の世界で最近になって発表されたこれらの結果を基にすると，E_2 を用いた HRT レジメンを閉経後 10 年未満の女性に対して開始すれば，動脈硬化性疾患のリスクを低下させられる可能性が高いと考えられる．

2）脂質異常症治療薬

　閉経後女性の脂質異常症に対する薬物療法は，動脈硬化性疾患リスクを低下させる．脂質異常症治療薬の特性と副作用を**表 3** に示した[17]．

a．スタチン

　スタチンは，コレステロール生合成の律速酵素である HMG-CoA 還元酵素を拮抗的に阻害するとともに，LDL 受容体合成を増加させることによって血中 LDL 粒子の肝への取り込みを促進し，血清 LDL-C の低下をもたらす．LDL-C 高値の脂質異常症に対して最も効果的な治療薬であり，薬剤としては，プラバスタチン，シンバスタチン，フルバスタチン，アトルバスタチン，ピタバスタチン，ロスバスタチンがある．

　わが国で行われた無作為化非盲検試験の MEGA Study によれば，軽度から中等度の高コレステロール血症患者（平均血清 TC 243 mg / dL）に対するプラバスタチン投与によって，冠動脈疾患および冠動脈疾患＋脳梗塞のイベント発生率がそれぞれ 33 ％ および 30 ％ 低下した[18]．同試験対象者の 68 ％ を占める 70 歳以下の閉経後女性に対するサブ解析が行われた結果，冠動脈疾患単独ではプラバスタチン投与群と非投与群との間に差を認めなかったが，冠動脈疾患＋脳梗塞および脳卒中では 55 歳以上でプラバスタチン投与群に有意なリスク低下が認められ，その効果は 60 歳以上でさらに大きくなった．また総死亡については，全女性患者において有意なリスク低下が認められた[19]（**図 4**）．

b．小腸コレステロールトランスポーター阻害薬

　小腸コレステロールトランスポーター阻害薬は，小腸上皮に存在するコレステロールトランスポーター NPC1 L1 に作用してコレステロール吸収を選択的に阻害する．一方で肝でのコレステロール合成亢進を伴うため，LDL-C 高値の脂質異常症に対するスタチンとの併用が効果的である．薬剤とし

表3 脂質異常症治療薬の特性と副作用

分類	LDL-C	Non-HDL-C	TG	HDL-C	副作用	主な一般名
スタチン	↓↓〜↓↓↓	↓↓〜↓↓↓	↓	−〜↑	横紋筋融解症，筋肉痛や脱力感などミオパチー様症状，肝障害，認知機能障害，空腹時血糖値およびHbA1c値の上昇，間質性肺炎など	プラバスタチン，シンバスタチン，フルバスタチン，アトルバスタチン，ピタバスタチン，ロスバスタチン
小腸コレステロールトランスポーター阻害薬	↓↓	↓↓	↓	↑	消化器症状，肝障害，CK上昇　※ワルファリンとの併用で薬効増強を認めることがあるので注意が必要である	エゼチミブ
陰イオン交換樹脂	↓↓	↓↓	↑	↑	消化器症状　※ジギタリス，ワルファリンとの併用ではそれら薬剤の薬効を減ずることがあるので注意が必要である	コレスチミド，コレスチラミン
プロブコール	↓	↓	−	↓↓	可逆性のQT延長や消化器症状など	プロブコール
PCSK9阻害薬	↓↓↓↓	↓↓↓↓	↓〜↓↓	−〜↑	注射部位反応，鼻咽頭炎，胃腸炎，肝障害，CK上昇など	エボロクマブ，アリロクマブ
MTP阻害薬※	↓↓↓	↓↓↓	↓↓↓	↓	肝炎，肝機能障害，胃腸障害	ロミタピド
フィブラート系薬	↑〜↓	↓	↓↓↓	↑↑	横紋筋融解症，胆石症，肝障害など	ベザフィブラート，フェノフィブラート，クリノフィブラート，クロフィブラート
選択的PPARαモジュレーター	↑〜↓	↓	↓↓↓	↑↑	横紋筋融解症，胆石症など	ペマフィブラート
ニコチン酸誘導体	↓	↓	↓↓	↑	顔面潮紅や頭痛，肝障害など	ニセリトロール，ニコモール，ニコチン酸トコフェロール
n-3系多価不飽和脂肪酸	−	−	↓	−	消化器症状，出血傾向や発疹など	イコサペント酸エチル，オメガ-3脂肪酸エチル

※ホモFH患者が適応

↓↓↓↓：≦−50％　↓↓↓：−50〜30％　↓↓：−20〜30％　↓：−10〜−20％

↑：10〜20％　↑↑：20〜30％　−：−10〜10％

（文献17より）

ては，エゼチミブがある．

c. 陰イオン交換樹脂

　陰イオン交換樹脂（レジン）は，腸管内において胆汁酸を吸着してその再吸収による腸管循環を阻害

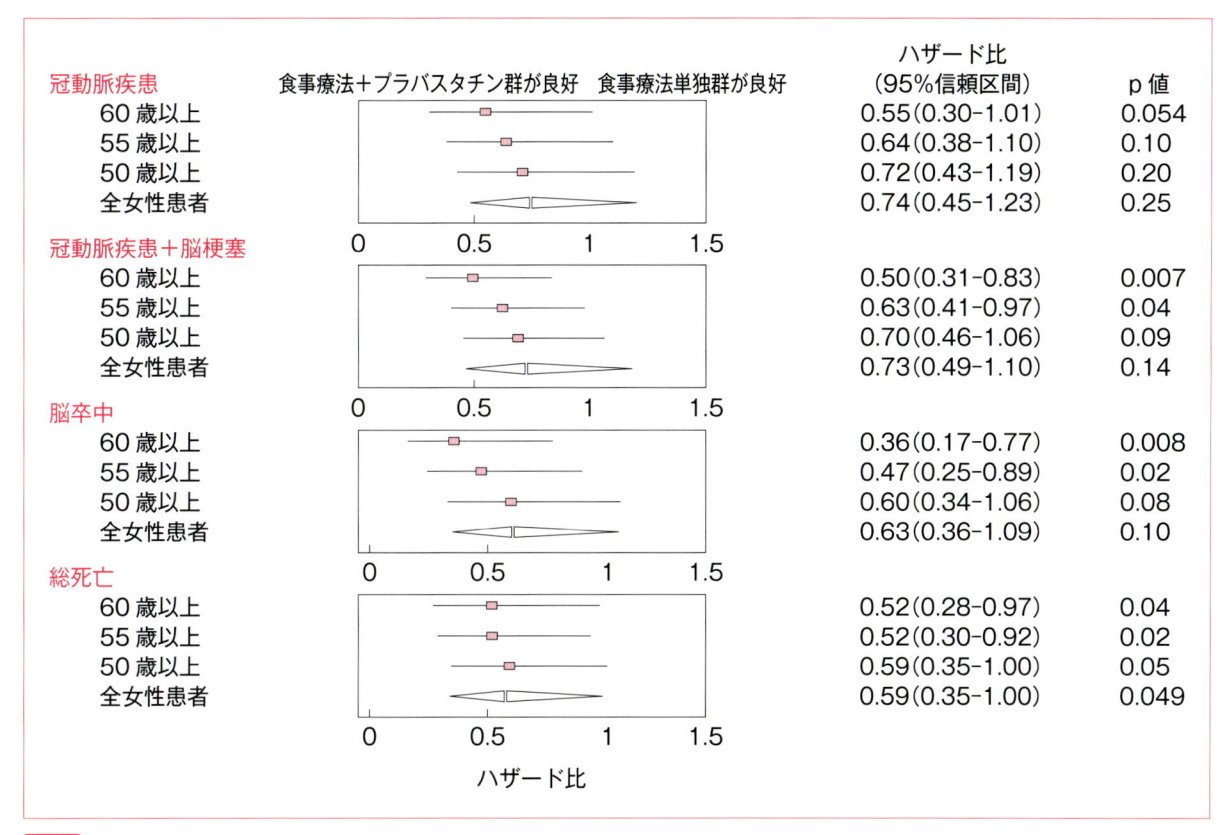

図4 MEGA 研究における女性のサブ解析
（文献 19 より）

することにより，肝におけるコレステロールから胆汁酸への異化を促進する．その結果体内のコレステロールプールの減少と肝における LDL 受容体の合成亢進がもたらされ，血清 LDL-C が低下する．一方で肝でのコレステロール合成亢進を伴うため，LDL-C 高値の脂質異常症に対するスタチンとの併用が効果的である．薬剤としては，コレスチミドとコレスチラミンがある．

d. プロブコール

プロブコールは，LDL の異化亢進，特に胆汁へのコレステロール排泄促進作用により，血清 LDL-C を低下させる．

e. PCSK9 阻害薬

プロ蛋白転換酵素サブチリシン / ケキシン 9 型（PCSK9）阻害薬は，ヒト PCSK9 に対するモノクローナル抗体であり，肝 LDL 受容体の分解に関わる PCSK9 蛋白に特異的に結合してその作用を阻害することにより LDL 受容体のリサイクリングを増加させ，血清 LDL-C を低下させる．薬剤としてはエボロクマブ，アリロクマブがある．FH または心血管イベントの発症リスクが高く，最大耐用量のスタチン治療下でも効果不十分な高コレステロール血症が適応となる．

f. MTP 阻害薬

ミクロソームトリグリセライド転送蛋白（MTP）阻害薬は，MTP 阻害により VLDL 産生を抑制することにより，血清 LDL-C と血清 TG を低下させる．薬剤としてはロミタピドがある．FH ホモ接合体患者が適応となる．

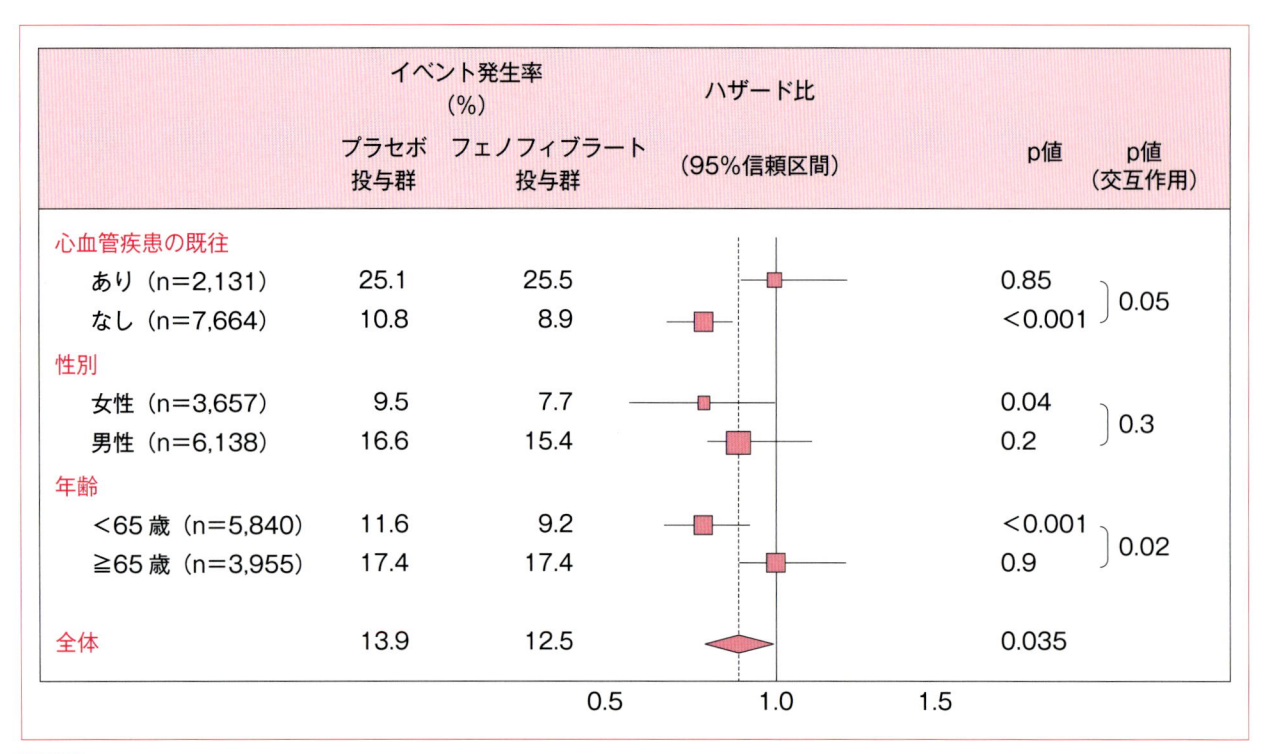

図5 **FIELD Study：全心血管イベント（層別解析）**

（文献 21 より）

g. フィブラート系薬

フィブラート系薬は，核内受容体である peroxisome proliferator-activated receptor α（PPARα）のリガンドとして作用し，これを活性化する．脂肪酸の β 酸化亢進と肝臓での TG 産生減少などの機序により血清 TG を低下させ，また血清 HDL-C を上昇させる．TG 高値の脂質異常症に対して最も効果的な治療薬であり，薬剤としては，ベザフィブラート，フェノフィブラート，クリノフィブラート，クロフィブラートがある．

2 型糖尿病を有する男女へのフェノフィブラート投与による冠血管疾患への影響を調べた Diabetes Atherosclerosis Intervention Study（DAIS）において，フェノフィブラート群では血清 TG が 3 年間で約 30 ％ 低下し，プラセボ群に比べて冠動脈の狭窄が有意に軽減することが示された[20]．同じく 2 型糖尿病患者へのフェノフィブラート投与による冠血管イベントへの影響を調べた FIELD Study において，フェノフィブラート群ではプラセボ群に比べて 5 年間で血清 TG が 22 ％ 低下し，全心血管イベントが 11 ％，非致死的心筋梗塞が 24 ％，それぞれ減少することが示された[21]．また post hoc 解析によって，①心血管疾患の既往なし，②女性，③ 65 歳未満，の各サブグループにおいて，全心血管イベントの有意な抑制が観察された（図 5）[21]．

h. 選択的 PPARα モジュレーター

選択的 PPARα モジュレーターとして新たに認可されたペマフィブラートは，現在わが国で使用されているスタチンとの間の薬物間相互作用が少なく，また腎排泄性ではないため，フィブラート系薬に比べスタチンとの併用の安全性が高いと考えられる．

i. ニコチン酸誘導体

ニコチン酸誘導体は，ホルモン感受性リパーゼの活性化を抑制することにより，末梢脂肪組織での

脂肪分解を抑制し，遊離脂肪酸の肝への流入を減少させ，リポ蛋白合成を抑制する．薬剤としては，ニセリトロール，ニコモール，ニコチン酸トコフェロールがある．

j. n-3系多価不飽和脂肪酸

n-3系多価不飽和脂肪酸製剤は，肝での VLDL 合成を抑制し，末梢では VLDL の代謝を亢進することにより，血清 TG を低下させる．脂質に対する作用以外にも，抗血小板作用や抗炎症作用による動脈硬化予防も期待される．TG 高値の脂質異常症に対して効果的である．薬剤としては，EPA エチル製剤，および EPA と DHA を主成分とするオメガ-3脂肪酸エチル製剤がある．

わが国で行われた無作為化非盲検試験の JELIS では，スタチン治療中の脂質異常症患者（血清 TC 250 mg/dL 以上）に対し EPA を追加投与した群では，スタチン単独群に比べて，主要冠動脈イベントの発生率が有意に低下することが示されている[20]．

3）併用療法

a. HRT とスタチンの併用

CEE とシンバスタチンの併用により，閉経後脂質異常症患者の脂質代謝が著明に改善することが示されている[22, 23]．併用療法群では各単独療法群に比べて，大型 LDL である LDL1 分画，小型 LDL である LDL2 分画が有意に低下する．また CEE による TG の有意な上昇がシンバスタチン併用により抑制されること，CEE による HDL-C 上昇効果はスタチンを併用しても温存されることなどが示されている．

b. スタチンとフィブラート系薬の併用

無作為化二重盲検試験の Action to Control Cardiovascular Risk in Diabetes（ACCORD）研究によれば，シンバスタチンによる治療を受けている2型糖尿病男女に対するフェノフィブラート追加併用は，心血管疾患を単独療法以上には減少させなかった[24]．ただし層別解析において，TG 204 mg/dL 以上かつ HDL-C 34 mg/dL 未満の群については，心血管疾患予防に関するフェノフィブラート追加併用の効果が示唆されている．

c. スタチンと小腸コレステロールトランスポーター阻害薬の併用

無作為化二重盲検試験の Study of Heart and Renal Protection（SHARP）研究によれば，心筋梗塞や血行再建術の既往のない CKD 患者へのシンバスタチンとエゼチミブの併用療法は，主要アテローム性動脈硬化イベントの初回発生をプラセボと比較して有意に抑制する[25]．

文 献

1) 日本動脈硬化学会編：動脈硬化性疾患予防ガイドライン2017年版，日本動脈硬化学会，2017.

2) Muramoto A, et al.：Three percent weight reduction is the minimum requirement to improve health hazards in obese and overweight people in Japan. Obes Res Clin Pract 8：466-475, 2014. PMID：25263836.

3) Iso H, et al.：Smoking cessation and mortality from cardiovascular disease among Japanese men and women：the JACC Study. Am J Epidemiol 161：170-179, 2005. PMID：15632267.

4) Matthews KA, et al.：Are Changes in Cardiovascular Disease Risk Factors in Midlife Women Due to Chronological Aging or to the Menopausal Transition? J Am Coll Cardiol 54：2366-2373, 2009. PMID：20082925.

5) Godsland IF：Effects of postmenopausal hormone replacement therapy on lipid, lipoprotein, and apolipoprotein（a）concentrations：analysis of studies published from 1974-2000. Fertil Steril 75：898-915, 2001. PMID：11334901.

6) Colditz GA, et al.：Menopause and the risk of coronary heart disease in women. N Engl J Med 316：1105-1110, 1987. PMID：3574358.

7) Grodstein F, et al.：The epidemiology of coronary heart disease and estrogen replacement in postmenopausal women. Prog Cardiovasc Dis 38：199-210, 1995. PMID：7494882.

8) Hulley S, et al.：Randomized trial of estrogen plus progestin for secondary prevention of coronary heart disease in postmenopausal women. Heart and Estrogen / progestin Replacement Study（HERS） Research Group. JAMA 280：605-613, 1998. PMID：9718051.

9) Rossouw JE, et al.：Risks and benefits of estrogen plus progestin in healthy postmenopausal women：principal results From the Women's Health Initiative randomized controlled trial. JAMA 288：321-333, 2002. PMID：12117397.

10) Manson JE, et al.：Menopausal hormone therapy and health outcomes during the intervention and extended poststopping phases of the Women's Health Initiative randomized trials. JAMA 310：1353-1368, 2013. PMID：24084921.

11) Anderson G, et al.：Effects of conjugated equine estrogen in postmenopausal women with hysterectomy：the Women's Health Initiative randomized controlled trial. JAMA 291：1701-1712, 2004. PMID：15082697.

12) Manson JE, et al.：Estrogen plus progestin and the risk of coronary heart disease. N Engl J Med 349：523-534, 2003. PMID：12904517.

13) Salpeter S, et al.：Brief report：Coronary heart disease events associated with hormone therapy in younger and older women. J Gen Intern Med 21：363-366, 2006. PMID：16686814.

14) Manson JE, et al.：Postmenopausal hormone therapy：new questions and the case for new clinical trials. Menopause 13：139-147, 2006. PMID：16607110.

15) Tuomikoski P, et al.：Coronary heart disease mortality and hormone therapy before and after the Women's Health Initiative. Obstet Gynecol 124：947-953, 2014. PMID：25437723.

16) Mikkola TS, et al.：Estradiol-based postmenopausal hormone therapy and risk of cardiovascular and all-cause mortality. Menopause 22：976-983, 2015. PMID：25803671.

17) 日本動脈硬化学会編：動脈硬化性疾患予防のための脂質異常症診療ガイド 2018 年版，日本動脈硬化学会. 2018.

18) Nakamura H, et al.：Primary prevention of cardiovascular disease with pravastatin in Japan（MEGA Study）：a prospective randomised controlled trial. Lancet 368：1155-1163, 2006. PMID：17011942.

19) Mizuno K, et al.：Usefulness of Pravastatin in Primary Prevention of Cardiovascular Events in Women：Analysis of the Management of Elevated Cholesterol in the Primary Prevention Group of Adult Japanese（MEGA Study）. Circulation 117：494-502, 2008. PMID：18172039.

20) Yokoyama M, et al.：Effects of eicosapentaenoic acid on major coronary events in hypercholesterolaemic patients（JELIS）：a randomised open-label, blinded endpoint analysis. Lancet 369：1090-1098, 2007. PMID：17398308.

21) Keech A, et al.；FIELD study investigators.：Effects of long-term fenofibrate therapy on cardiovascular events in 9795 people with type 2 diabetes mellitus（the FIELD study）：randomised controlled trial. Lancet 366：1849-1861, 2005. PMID：16310551.

22) Wakatsuki A, et al.：Effect of estrogen and simvastatin on low-density lipoprotein subclasses in hypercholesterolemic postmenopausal women. Obstet Gynecol 92：367-372, 1998. PMID：9721772.

23) Wakatsuki A, et al.：Effects of combination therapy with estrogen plus simvastatin on lipoprotein metabolism in postmenopausal women with type IIa hypercholesterolemia. Atherosclerosis 150：103-111, 2000. PMID：10781640.

24) Ginsberg HN, et al.：Effects of combination lipid therapy in type 2 diabetes mellitus. N Engl J Med 362：1563-1574, 2010. PMID：20228404.

25) Baigent C, et al.：The effects of lowering LDL cholesterol with simvastatin plus ezetimibe in patients with chronic kidney disease（Study of Heart and Renal Protection）：a randomised placebo-controlled trial. Lancet 377：2181-2192, 2011. PMID：21663949.

付録 1　脂質異常症治療薬一覧表

	一般名	主要商品名	効能・効果と用法・用量	禁忌・副作用
HMG-CoA 還元酵素阻害薬（スタチン）	プラバスタチンナトリウム	メバロチン（第一三共）	・高脂血症 ・家族性高コレステロール血症 1日10 mgを1回または2回に分け経口投与．重症の場合は1日20 mgまで．	**禁忌**　本剤過敏症，妊婦または妊娠している可能性のある婦人および授乳婦． **原則禁忌**　腎機能に関する臨床検査値に異常が認められる患者に，本剤とフィブラート系薬剤の併用は治療上やむを得ない場合のみ行うこと． **重大な副作用**　横紋筋融解症，肝障害，血小板減少，間質性肺炎，ミオパチー，免疫介在性壊死性ミオパチー，末梢神経障害，過敏症状．
	シンバスタチン	リポバス（MSD）	・高脂血症 ・家族性高コレステロール血症 5 mgを1日1回経口投与（夕食後投与が望ましい）．LDL-コレステロール値の低下が不十分な場合は1日20 mgまで．	**禁忌**　本剤過敏症，重篤な肝障害，妊婦または妊娠している可能性のある婦人および授乳婦，イトラコナゾール，ミコナゾール，アタザナビル，サキナビルメシル酸塩，テラプレビル，コビシスタットを含有する製剤，オムビタスビル・パリタプレビル・リトナビルを投与中の患者． **原則禁忌**　腎機能に関する臨床検査値に異常が認められる患者に，本剤とフィブラート系薬剤を併用する場合には，治療上やむを得ないと判断される場合にのみ併用することとし，本剤の投与量は10 mg/日を超えないこと． **重大な副作用**　横紋筋融解症，ミオパチー，免疫介在性壊死性ミオパチー，肝炎，肝機能障害，黄疸，末梢神経障害，血小板減少，過敏症候群，間質性肺炎．
	フルバスタチンナトリウム	ローコール（田辺三菱）	・高コレステロール血症 ・家族性高コレステロール血症 1日1回夕食後20 mg～30 mgを経口投与．20 mgより開始し，重症の場合は1日60 mgまで．	**禁忌**　本剤過敏症，重篤な肝障害，妊婦または妊娠している可能性のある婦人および授乳婦． **原則禁忌**　腎機能に関する臨床検査値に異常が認められる患者に，本剤とフィブラート系薬剤の併用は治療上やむを得ない場合のみ行うこと． **重大な副作用**　横紋筋融解症，ミオパチー，免疫介在性壊死性ミオパチー，肝機能障害，過敏症状，間質性肺炎．
	アトルバスタチンカルシウム水和物	リピトール（アステラス）	・高コレステロール血症 10 mgを1日1回経口投与．重症の場合は1日20 mgまで． ・家族性高コレステロール血症 10 mgを1日1回経口投与する．重症の場合は1日40 mgまで．	**禁忌**　本剤過敏症，肝代謝能が低下していると考えられる以下のような患者（急性肝炎，慢性肝炎の急性増悪，肝硬変，肝癌，黄疸），妊婦または妊娠している可能性のある婦人および授乳婦，テラプレビル，オムビタスビル・パリタプレビル・リトナビル，グレカプレビル・ピブレンタスビルを投与中の患者． **原則禁忌**　腎機能に関する臨床検査値に異常が認められる患者に，本剤とフィブラート系薬剤の併用は治療上やむを得ない場合のみ行うこと． **重大な副作用**　横紋筋融解症，ミオパチー，免疫介在性壊死性ミオパチー，劇症肝炎，肝炎，肝機能障害，黄疸，過敏症，無顆粒球症，汎血球減少症，血小板減少症，中毒性表皮壊死融解症（Toxic Epidermal Necrolysis：TEN），皮膚粘膜眼症候群（Stevens-Johnson症候群），多形紅斑，高血糖，糖尿病，間質性肺炎．

	一般名	主要商品名	効能・効果と用法・用量	禁忌・副作用
HMG-CoA 還元酵素阻害薬（スタチン）	ピタバスタチンカルシウム水和物	リバロ（興和）	・高コレステロール血症 ・家族性高コレステロール血症 1～2 mg を 1 日 1 回経口投与．LDL - コレステロール値の低下が不十分な場合は 1 日 4 mg まで．	**禁忌** 本剤過敏症，重篤な肝障害または胆道閉塞のある患者，シクロスポリンを投与中の患者，妊婦または妊娠している可能性のある婦人および授乳婦． **原則禁忌** 腎機能に関する臨床検査値に異常が認められる患者に，本剤とフィブラート系薬剤の併用は治療上やむを得ない場合のみ行うこと． **重大な副作用** 横紋筋融解症，ミオパチー，免疫介在性壊死性ミオパチー，肝機能障害，黄疸，血小板減少，間質性肺炎．
	ロスバスタチンカルシウム	クレストール（塩野義）	・高コレステロール血症 ・家族性高コレステロール血症 1 日 1 回 2.5 mg より投与を開始するが，早期に LDL - コレステロール値を低下させる必要がある場合には 5 mg より投与を開始してもよい．投与開始後 4 週以降に LDL - コレステロール値の低下が不十分な場合には，漸次 10 mg まで．10 mg を投与しても LDL - コレステロール値の低下が十分でない，家族性高コレステロール血症患者などの重症患者に限り，1 日最大 20 mg まで．	**禁忌** 本剤過敏症，肝機能が低下していると考えられる以下のような患者（急性肝炎，慢性肝炎の急性増悪，肝硬変，肝癌，黄疸），妊婦または妊娠している可能性のある婦人および授乳婦，シクロスポリンを投与中の患者． **原則禁忌** 腎機能に関する臨床検査値に異常が認められる患者に，本剤とフィブラート系薬剤の併用は治療上やむを得ない場合のみ行うこと． **重大な副作用** 横紋筋融解症，ミオパチー，免疫介在性壊死性ミオパチー，肝炎，肝機能障害，黄疸，血小板減少，過敏症状，間質性肺炎，末梢神経障害，多形紅斑．
フィブラート系薬	クロフィブラート	クロフィブラート（鶴原）	・高脂質血症 1 日 750～1500 mg を 2～3 回に分けて経口投与．	**禁忌** 胆石またはその既往歴のある患者，妊婦または妊娠している可能性のある婦人・授乳婦． **原則禁忌** 腎機能に関する臨床検査値に異常が認められる患者に，本剤と HMG-CoA 還元酵素阻害薬の併用は治療上やむを得ないと判断される場合にのみ． **重大な副作用** 横紋筋融解症，無顆粒球症．
	クリノフィブラート	リポクリン（大日本住友）	・高脂質血症 1 日 600 mg を 3 回に分けて経口投与．	**禁忌** 妊婦または妊娠している可能性のある婦人・授乳婦． **原則禁忌** 腎機能に関する臨床検査値に異常が認められる患者に，本剤と HMG-CoA 還元酵素阻害薬の併用は治療上やむを得ないと判断される場合のみ． **重大な副作用** 横紋筋融解症．
	ベザフィブラート	ベザトール（キッセイ）	・高脂質血症（家族性を含む） 1 日 400 mg を 2 回に分けて朝夕食後に経口投与．腎機能障害を有する患者および高齢者は適宜減量．	**禁忌** 人工透析患者（腹膜透析を含む），腎不全などの重篤な腎疾患のある患者，血清クレアチニン値が 2.0 mg / dL 以上の患者，本剤過敏症，妊婦または妊娠している可能性のある婦人． **原則禁忌** 腎機能に関する臨床検査値に異常が認められる患者に，本剤と HMG-CoA 還元酵素阻害薬の併用は治療上やむを得ないと判断される場合のみ． **重大な副作用** 横紋筋融解症，アナフィラキシー，肝機能障害，黄疸，皮膚粘膜眼症症候群（Stevens-Johnson 症候群），多形紅斑．

	一般名	主要商品名	効能・効果と用法・用量	禁忌・副作用
フィブラート系薬	フェノフィブラート	リピディル（科研製薬）トライコア（帝人ファーマ）	・高脂血症（家族性を含む）使用上の注意：総コレステロールのみが高い高脂血症（IIa 型）に対し，第一選択薬とはしないこと，カイロミクロンが高い高脂血症（I 型）に対する効果は検討されていない．1 日 1 回 106.6 mg ～ 160 mg を食後経口投与．1 日 160 mg まで．	禁忌　本剤過敏症，肝障害のある患者，中等度以上の腎機能障害のある患者（目安として血清クレアチニン値が 2.5 mg／dL 以上），胆のう疾患のある患者，妊婦または妊娠している可能性のある女性，授乳婦．原則禁忌　腎機能に関する臨床検査値に異常が認められる患者に，本剤と HMG-CoA 還元酵素阻害薬の併用は治療上やむを得ないと判断される場合のみ．重大な副作用　横紋筋融解症，肝障害，膵炎．
選択的 PPARα アゴニスト	ペマフィブラート	パルモディア（興和）	・高脂血症（家族性を含む）使用上の注意：LDL-コレステロールのみが高い高脂血症に対し，第一選択薬とはしないこと．1 回 0.1 mg を 1 日 2 回 朝夕に経口投与する．最大用量は 1 回 0.2 mg を 1 日 2 回まで．	禁忌　本剤過敏症，重篤な肝障害，Child-Pugh 分類 B または C の肝硬変のある患者あるいは胆道閉塞のある患者，中等度以上の腎機能障害のある患者（目安として血清クレアチニン値が 2.5 mg／dL 以上），胆石のある患者，妊婦または妊娠している可能性のある婦人，シクロスポリン，リファンピシンを投与中の患者．原則禁忌　腎機能に関する臨床検査値に異常が認められる患者に，本剤と HMG-CoA 還元酵素阻害薬の併用は治療上やむを得ないと判断される場合のみ．重大な副作用　横紋筋融解症．
EPA／EPA・DHA 製剤	イコサペント酸エチル	エパデール（持田）	・閉塞性動脈硬化症に伴う潰瘍，疼痛および冷感の改善1 回 600 mg を 1 日 3 回，毎食直後に経口投与．・高脂血症1 回 900 mg を 1 日 2 回または 1 回 600 mg を 1 日 3 回，食直後に経口投与．トリグリセリドの異常の程度により，1 回 900 mg 1 日 3 回まで．	禁忌　出血している患者（血友病，毛細血管脆弱症，消化管潰瘍，尿路出血，喀血，硝子体出血等）．重大な副作用　肝機能障害，黄疸．
	オメガ-3 脂肪酸エチル	ロトリガ（武田）	・高脂血症1 回 2 g を 1 日 1 回，食直後に経口投与．トリグリセライド高値の程度により 1 回 2 g，1 日 2 回まで．	禁忌　出血している患者（血友病，毛細血管脆弱症，消化管潰瘍，尿路出血，喀血，硝子体出血等），本剤過敏症．重大な副作用　肝機能異常，黄疸．
小腸コレステロールトランスポーター阻害薬	エゼチミブ	ゼチーア（バイエル）	・高コレステロール血症，・家族性高コレステロール血症，・ホモ接合体性シトステロール血症1 回 10 mg を 1 日 1 回食後経口投与．	禁忌　本剤過敏症，本剤と HMG-CoA 還元酵素阻害剤を併用する場合，重篤な肝機能障害のある患者．重大な副作用　過敏症，横紋筋融解症，肝機能障害．

	一般名	主要商品名	効能・効果と用法・用量	禁忌・副作用
陰イオン交換樹脂（レジン）	コレスチラミン	クエストラン（サノフィ）	・高コレステロール血症 1回4gを水約100mLに懸濁し，1日2～3回服用． ・レフルノミドの活性代謝物の体内からの除去 1日3回，重篤な副作用発現時は1回8gを水約200mLに懸濁し，1日3回	禁忌　完全な胆道の閉塞により胆汁が腸管に排泄されない患者，本剤過敏症． 重大な副作用　腸閉塞．
	コレスチミド	コレバイン（田辺三菱）	・高コレステロール血症 ・家族性高コレステロール血症 1回1.5gを1日2回，朝夕食前に水とともに経口投与．1日4gまで．	禁忌　胆道の完全閉塞した患者，本剤過敏症，腸閉塞の患者． 重大な副作用　腸管穿孔，腸閉塞，横紋筋融解症．
プロブコール	プロブコール	シンレスタール（第一三共エスファ）ロレルコ（大塚）	・高脂血症（家族性高コレステロール血症，黄色腫を含む） 1日量500mgを2回に分けて食後に経口投与．家族性高コレステロール血症には1日1000mgまで．	禁忌　本剤過敏症，重篤な心室性不整脈（多源性心室性期外収縮の多発）のある患者，妊婦または妊娠している可能性のある婦人． 重大な副作用　心室性不整脈(Torsades de pointes)，失神，消化管出血，末梢神経炎，横紋筋融解症．
ニコチン酸誘導体	トコフェロールニコチン酸エステル	ユベラN（エーザイ）	・下記に伴う随伴症状 高血圧症 ・高脂質血症 ・下記に伴う末梢循環障害 閉塞性動脈硬化症 1日300～600mgを3回に分けて経口投与．	副作用(0.1～5％未満)：消化器食欲不振，胃部不快感，胃痛，悪心，下痢，便秘．
	ニコモール	コレキサミン（杏林）	・高脂血症 ・下記疾患に伴う末梢血行障害の改善 凍瘡，四肢動脈閉塞症（血栓閉塞性動脈炎・動脈硬化性閉塞症），レイノー症候群 1回200～400mgを1日3回食後に経口投与．	禁忌　重症低血圧症，出血が持続している患者． 副作用(5％以上)：顔面潮紅・熱感． (0.1～5％未満)：発疹，発赤，そう痒感，胃部不快感，食欲不振，悪心・嘔吐，下痢，頭痛，感覚異常等．
	ニセリトロール	ペリシット（三和化学）	・高脂質血症の改善 ・下記疾患に伴う末梢循環障害の改善 ビュルガー病，閉塞性動脈硬化症，レイノー病およびレイノー症候群 1日量750mgを毎食直後3回に分割経口投与．	禁忌　重症低血圧または動脈出血のある患者，本剤過敏症． 重大な副作用：血小板減少．
植物ステロール	ガンマオリザノール	ハイゼット（大塚）	・高脂質血症 1日300mgを3回に分けて食後に経口投与． ・心身症（更年期障害，過敏性腸症候群）における身体症候並びに不安・緊張・抑うつ 1日10～50mgを経口投与．過敏性腸症候群には，1日50mgまで．	副作用(0.1～5％未満)：眠気，嘔気・嘔吐，下痢．

	一般名	主要商品名	効能・効果と用法・用量	禁忌・副作用
小腸コレステロールトランスポーター阻害薬 / HMG-CoA 還元酵素阻害剤配合剤	エゼチミブ / アトルバスタチンカルシウム水和物	アトーゼット配合錠（MSD）2018 年 4 月発売	・高コレステロール血症 ・家族性高コレステロール血症 使用上の注意：治療の第一選択薬として用いないこと． 1 日 1 回 1 錠（エゼチミブ / アトルバスタチンとして 10 mg / 10 mg または 10 mg / 20 mg）を食後に経口投与．	**禁忌**　本剤過敏症，重篤な肝機能障害のある患者および肝代謝能が低下していると考えられる以下のような患者 （急性肝炎，慢性肝炎の急性増悪，肝硬変，肝癌，黄疸），妊婦または妊娠している可能性のある婦人および授乳婦， テラプレビル，オムビタスビル・パリタプレビル・リトナビル，グレカプレビル・ピブレンタスビルを投与中の患者． **原則禁忌**　腎機能に関する臨床検査値に異常が認められる患者に，本剤とフィブラート系薬剤の併用は治療上やむを得ない場合のみ． **重大な副作用**　過敏症，中毒性表皮壊死融解症，皮膚粘膜眼症候群（Stevens-Johnson 症候群），多形紅斑，横紋筋融解症，ミオパチー，免疫介在性壊死性ミオパチー，劇症肝炎，肝炎，肝機能障害，黄疸，無顆粒球症，汎血球減少症，血小板減少症，高血糖，糖尿病，間質性肺炎．
PCSK9 阻害薬（ヒト抗 PCSK9 モノクローナル抗体製剤）	エボロクマブ	レパーサ皮下注（アステラス）	・家族性高コレステロール血症 ・高コレステロール血症 ただし，心血管イベントの発現リスクが高く，HMG-CoA 還元酵素阻害剤で効果不十分な場合に限る． 家族性高コレステロール血症ヘテロ接合体および高コレステロール血症：140 mg を 2 週間に 1 回または 420 mg を 4 週間に 1 回皮下投与． 家族性高コレステロール血症ホモ接合体：420 mg を 4 週間に 1 回皮下投与する．効果不十分な場合には 420 mg を 2 週間に 1 回皮下投与できる． LDL アフェレーシスの補助として本剤を使用する場合は，開始用量として 420 mg を 2 週間に 1 回皮下投与することができる． 使用上の注意：HMG-CoA 還元酵素阻害剤と併用すること．	**禁忌**　本剤過敏症． **副作用**（0.5 ％以上）：注射部位反応，肝酵素異常，CK（CPK）上昇，頚動脈内膜中膜肥厚度増加，糖尿病，筋肉痛，筋痙縮．

	一般名	主要商品名	効能・効果と用法・用量	禁忌・副作用
PCSK9 阻害薬（ヒト抗 PCSK9 モノクローナル抗体製剤）	アリロクマブ	プラルエント皮下注（サノフィ）	・家族性高コレステロール血症 ・高コレステロール血症 ただし，心血管イベントの発現リスクが高く，HMG-CoA 還元酵素阻害剤で効果不十分な場合に限る. 75 mg を 2 週に 1 回皮下投与．効果不十分な場合には 1 回 150 mg に増量可. 使用上の注意：HMG-CoA 還元酵素阻害剤と併用すること.	禁忌　本剤過敏症. 重大な副作用　重篤なアレルギー反応.
MTP 阻害薬	ロミタピド	ジャクスタピッド(エージェリオン)	・ホモ接合体家族性高コレステロール血症 使用上の注意：他の経口脂質低下薬で効果不十分または忍容性が不良な場合に本剤投与の要否を検討すること. 1 日 1 回夕食後 2 時間以上あけて，5 mg の経口投与から開始する．忍容性に問題がなく，効果不十分な場合には 2 週間以上の間隔をあけて 10 mg に増量する．さらに増量が必要な場合には，4 週間以上の間隔で忍容性を確認しながら段階的に 20 mg，40 mg に増量可.	警告　本剤投与により，肝機能障害が発現するため，肝機能検査を必ず投与前に行い，投与中においても投与開始から 1 年間は，増量前もしくは月 1 回のいずれか早い時期に肝機能検査（少なくとも AST（GOT）と ALT（GPT））を実施する．2 年目以降は少なくとも 3 か月に 1 回かつ増量前には必ず検査を実施する．肝機能検査値の異常が認められた場合にはその程度および臨床症状に応じて，減量または投与中止等適切な処置をとる. 禁忌　妊婦または妊娠している可能性のある婦人，中等度または重度の肝機能障害のある患者および血清中トランスアミナーゼ高値が持続している患者，中程度または強い CYP3A 阻害作用を有する薬剤を投与中の患者，本剤過敏症. 重大な副作用　肝炎，肝機能障害，胃腸障害.
その他	デキストラン硫酸エステルナトリウムイオウ 18	MDS コーワ（興和）	・高トリグリセリド血症 1 日 450 〜 900 mg を 3 〜 4 回に分割経口投与.	禁忌　本剤過敏症. 重大な副作用　ショック.
	エラスターゼ	エラスチーム（エーザイ）	・高脂血症 1 日量 3 錠を 3 回に分けて食前に経口投与．効果不十分の場合は，6 錠まで.	副作用（0.1 〜 5 ％未満）：発疹，そう痒感，悪心，食欲不振，胃障害，下痢.

	一般名	主要商品名	効能・効果と用法・用量	禁忌・副作用
その他	パンテチン	パントシン（第一三共エスファ）	・パントテン酸欠乏症の予防および治療 ・パントテン酸の需要が増大し，食事からの摂取が不十分な際の補給 （消耗性疾患，甲状腺機能亢進症，妊産婦，授乳婦など） ・下記疾患のうち，パントテン酸の欠乏または代謝障害が関与すると推定される場合 高脂血症，弛緩性便秘，ストレプトマイシンおよびカナマイシンによる副作用の予防および治療，急・慢性湿疹，血液疾患の血小板数ならびに出血傾向の改善 1 日 30 〜 180 mg を 1 〜 3 回に分けて経口投与. 　血液疾患，弛緩性便秘には，1 日 300 〜 600 mg を 1 〜 3 回に分けて経口投与. 　高脂血症には，1 日 600 mg を 3 回に分けて経口投与.	副作用（0.1 〜 5 ％ 未満）：下痢，軟便.
	ポリエンホスファチジルコリン	EPL カプセル（アルフレッサファーマ）	・慢性肝疾患における肝機能の改善 ・脂肪肝 ・高脂質血症 1 回 500 mg を 1 日 3 回 経口投与.	禁忌　本剤過敏症. 副作用（0.1 〜 5 ％ 未満）：下痢，胃部不快感，腹部膨満感，悪心等.

注）2018 年 8 月現在の添付文書をもとに作成. 副作用欄は重大な副作用（添付文書にその記載がない薬剤は副作用の中で頻度の高いもの）を列挙しました. 薬剤の使用にあたっては最新の添付文書をご参照ください.

付録 2 臨床検査値などの基準

● 脂質異常症診断基準（空腹時採血）*

LDL コレステロール	140 mg / dL 以上	高 LDL コレステロール血症
	120 ～ 139 mg / dL	境界域高 LDL コレステロール血症**
HDL コレステロール	40 mg / dL 未満	低 HDL コレステロール血症
トリグリセライド	150 mg / dL 以上	高トリグリセライド血症
Non-HDL コレステロール	170 mg / dL 以上	高 non-HDL コレステロール血症
	150 ～ 169 mg / dL	境界域高 non-HDL コレステロール血症**

 ＊：10 時間以上の絶食を「空腹時」とする．ただし水やお茶などカロリーのない水分の摂取は可とする．
＊＊：スクリーニングで境界域高 LDL-C 血症，境界域 non-HDL-C 血症を示した場合は，高リスク病態がないか検討し，治療の必要性
　　　を考慮する．
 ● LDL-C は Friedewald 式（TC － HDL-C － TG / 5）または直接法で求める．
 ● TG が 400 mg / dL や食後採血の場合は non-HDL（TC － HDL-C）か LDL-C 直接法を使用する．ただしスクリーニング時に高 TG
　血症を伴わない場合は LDL-C との差が＋ 30 mg / dL より小さくなる可能性を念頭においてリスクを評価する．

（日本動脈硬化学会編：動脈硬化性疾患予防ガイドライン 2017 年版，p.14）

● 成人における血圧値の分類

	分類	収縮期血圧（mmHg）		拡張期血圧（mmHg）
血圧正常域	至適血圧	< 120	かつ	< 80
	正常血圧	120 ～ 129	かつ / または	80 ～ 84
	正常高値血圧	130 ～ 139	かつ / または	85 ～ 89
高血圧	Ⅰ度高血圧	140 ～ 159	かつ / または	90 ～ 99
	Ⅱ度高血圧	160 ～ 179	かつ / または	100 ～ 109
	Ⅲ度高血圧	≧ 180	かつ / または	≧ 110
	（孤立性）収縮期高血圧	≧ 140	かつ	< 90

（日本高血圧学会高血圧治療ガイドライン作成委員会編：高血圧治療ガイドライン 2014，ライフサイエンス出版，p.19）

● 空腹時血糖値[注1)]および75g経口糖負荷試験(OGTT) 2時間値の判定基準(静脈血漿値, mg/dL, カッコ内はmmol/L)

	正常型[注2)]	糖尿病型
空腹時値 75 gOGTT2 時間値	< 110(6.1) < 140(7.8)	≧ 126(7.0) ≧ 200(11.1)
75 gOGTT の判定	両者をみたすものを正常型とする.	いずれかをみたすものを糖尿病型とする.
	正常型にも糖尿病型にも属さないものを境界型とする.	
随時血糖値≧ 200 mg / dL(≧ 11.1 mmol / L)および HbA1c ≧ 6.5 %の場合も糖尿病型とみなす.		

注1)血糖値は，特に記載のない場合は静脈血漿値を示す.
注2)正常型であっても，1 時間値が 180 mg / dL(10.0 mmol / L)以上の場合には，180 mg / dL 未満のものに比べて糖尿病に悪化するリスクが高いので，境界型に準じた取り扱い(経過観察など)が必要である. また，空腹時血糖値 100 〜 109 mg / dL は正常域ではあるが，「正常高値」とする. この集団は糖尿病への移行や OGTT 時の耐糖能障害の程度からみて多様な集団であるため，OGTT を行うことが勧められる.

1)　糖尿病学会糖尿病診断基準に関する調査検討委員会：糖尿病の分類と診断基準に関する委員会報告(国際標準化対応版)糖尿病 55：485-504，2012.
2)　日本糖尿病学会編・著：糖尿病治療ガイド 2018-2019. p.21，文光堂，2018.

● 糖尿病診断の指針

以下のいずれかを用いる.

①糖尿病型を 2 回確認する(1 回は必ず血糖で確認する).

糖尿病型	血糖	空腹時 ≧ 126 mg / dL
		75 gOGTT 2 時間値 ≧ 200 mg / dL
		随時血糖 ≧ 200 mg / dL
	HbA1c	≧ 6.5 %

・別の日に行った検査で糖尿病型が 2 回以上認められれば，糖尿病と診断する.

・HbA1c のみの反復検査による診断は不可とする. 1 回は必ず血糖で糖尿病型を確認する.

・血糖値と HbA1c が同一採血でそれぞれ糖尿病型を示すことが確認されれば，1 回の検査だけでも糖尿病と診断する.

②糖尿病型を 1 回確認(血糖に限る)＋慢性高血糖症状の存在の確認.

・以下の条件のうち一つがある場合，血糖値が糖尿病型を示していれば 1 回の検査だけでも糖尿病と診断する.

✓　糖尿病の典型的症状(口渇，多飲，多尿，体重減少)の存在

✓　確実な糖尿病網膜症の存在

③過去に「糖尿病」と診断された証拠がある.

・現時点の血糖値が糖尿病型の基準値以下であっても，過去に①もしくは②の条件が満たされた記録があり，糖尿病であったと判定される場合は糖尿病として対応する.

(日本糖尿病学会編・著：糖尿病診療ガイドライン 2016. 南江堂，p.5 を改変)

● メタボリックシンドロームの診断基準

内臓脂肪の蓄積が必須条件で，それに加えて，血圧・血糖・血清脂質のうち 2 つ以上が基準値を超

えていることが条件となる.

必須項目		ウエスト周囲径 (内臓脂肪面積男女ともに ≧ 100 cm² に相当)	男性 ≧ 85 cm 女性 ≧ 90 cm
選択項目 3 項目のうち 2 項目以上	1.	高トリグリセリド血症 かつ / または 低 HDL コレステロール血症	≧ 150 mg / dL < 40 mg / dL
	2.	収縮期(最大)血圧 かつ / または 拡張期(最小)血圧	≧ 130 mmHg ≧ 85 mmHg
	3.	空腹時高血糖	≧ 110 mg / dL

＊CT スキャンなどで内臓脂肪量測定を行うことが望ましい.
＊ウエスト径は立位・軽呼気時・臍レベルで測定する. 脂肪蓄積が著明で臍が下方に偏位している場合は肋骨下縁と前上腸骨棘の中点の高さで測定する.
＊メタボリックシンドロームと診断された場合, 糖負荷試験が薦められるが診断には必須ではない.
＊高 TG 血症・低 HDL-C 血症・高血圧・糖尿病に対する薬剤治療をうけている場合は, それぞれの項目に含める.
＊糖尿病, 高コレステロール血症の存在はメタボリックシンドロームの診断から除外されない.

(日本内科学会, 日本動脈硬化学会など 8 学会による合同基準. メタボリックシンドロームの定義と診断基準. 日本内科学会雑誌 94 ; 794-809, 2005.)

● CKD(慢性腎臓病)の定義

①, ②のいずれか, または両方が 3 カ月以上持続することで診断する.

①尿異常, 画像診断, 血液, 病理で腎障害の存在が明らか, 特に 0.15 g / gCr 以上の蛋白尿(30 mg / gCr 以上のアルブミン尿)の存在が重要.

②GFR < 60 mL / 分 / 1.73m²
GFR は日常診療では血清 Cr 値, 性別, 年齢から日本人の GFR 推算式を用いて算出する. eGFRcreat(mL / 分 / 1.73m²)= 194 × 血清 Cr(mg / dL)$^{-1.094}$ × 年齢(歳)$^{-0.287}$

注：酵素法で測定された Cr 値(小数点以下 2 桁表記)を用いる. 18 歳以上に適用する.
(日本腎臓学会編：エビデンスに基づく CKD 診療ガイドライン 2018, 東京医学社, p.2)

● 高尿酸血症の定義

1 高尿酸血症は, 尿酸塩沈着症(痛風関節炎, 腎障害など)の病因であり, 血清尿酸値が 7.0 mg / dL を超えるものと定義する. 性・年齢を問わない.

2 女性においては, 血清尿酸値が 7.0 mg / dL 以下であっても, 血清尿酸値の上昇とともに生活習慣病のリスクが高くなる. 潜在する疾患の検査と生活指導を行うが, 尿酸降下薬の適応ではない.

(日本痛風・核酸代謝学会ガイドライン改訂委員会編：高尿酸血症・痛風の治療ガイドライン第 2 版, メディカルレビュー社, 2012.)

● 高尿酸血症の病型分類

1 高尿酸血症は, 「尿酸産生過剰型」, 「尿酸排泄低下型」, 「混合型」に大別される.

2 病型分類には, 尿酸クリアランスおよびクレアチニン・クリアランス(Ccr)の測定を行う. (尿酸産生過剰型：尿中尿酸排泄量 > 0.51 mg / kg / 時, 尿酸排泄低下型：尿酸クリアランス < 7.3 mL / 分)

3 治療中の病型の変化に注意する.

(日本痛風・核酸代謝学会ガイドライン改訂委員会編：高尿酸血症・痛風の治療ガイドライン第 2 版, メディカルレビュー社, 2012.)

● 痛風の診断

1	痛風関節炎とは関節内に析出した尿酸塩結晶が起こす関節炎である．
2	急性痛風関節炎（痛風発作）は，第一中足趾節（MTP）関節，足関節などに好発する．
3	診断には，特徴的症状，高尿酸血症の既往，関節液中の尿酸塩結晶の同定が重要である．
4	痛風発作中には血清尿酸値は必ずしも高値を示さない．
5	痛風結節は尿酸塩結晶と肉芽組織からなり，診断に有用である．

（日本痛風・核酸代謝学会ガイドライン改訂委員会編：高尿酸血症・痛風の治療ガイドライン第2版，メディカルレビュー社，2012.）

● 睡眠時無呼吸症候群（SAS）の定義・重症度分類

定義

一晩（7時間）の睡眠中に30回以上の無呼吸（10秒以上の呼吸気流の停止）があり，そのいくつかは non-REM 期にも出現するものを SAS と定義する．1時間あたりでは，無呼吸回数が5回以上で SAS とみなされる．

重症度分類

睡眠1時間あたりの「無呼吸」と「低呼吸」の合計回数を AHI（Apnea Hypopnea Index）＝無呼吸低呼吸指数と呼び，この指数によって重症度を分類される．なお，低呼吸（Hypopnea）とは，換気の明らかな低下に加え，動脈血酸素飽和度（SpO2）が 3 〜 4 ％以上低下した状態，もしくは覚醒を伴う状態を指す．

軽症	$5 \leqq AHI < 15$
中等症	$15 \leqq AHI < 30$
重症	$30 \leqq AHI$

（日本呼吸器学会編：成人の睡眠時無呼吸症候群診断と治療のためのガイドライン2005，メディカルレビュー社.）

付録3 動脈硬化性疾患と保険診療

　脂質異常症や高血圧，糖尿病などの生活習慣病は動脈硬化性疾患の大きなリスク因子である．わが国の保険診療では厚生労働大臣が定める疾患に対し診療を行った場合，特定疾患療養管理料が保険点数として認められている．対象となる疾患の多くは内科医師が専門とする疾患が多いが，脂質異常症，高血圧，糖尿病など閉経後に増加する疾患は，動脈硬化性疾患の発症予防という点からも早期から産婦人科が介入すべき疾患である．特定疾患療養管理料は「プライマリケア機能を担う地域のかかりつけ医」の医学管理を評価したものである．そのため診療所における管理料が最も点数が高くなっている．診療所でオフィスギネコロジーを実践している，もしくは開業を考えている産婦人科医師は地域住民の健康維持と診療所の増収を図る意味でも定められた疾患に対し積極的に療養の給付を行い，請求権を行使したい．そのためには保険診療上のルールを把握し適切に運用することが求められる．

1. 特定疾患療養管理料に規定する疾患

　厚生労働大臣が定めた疾患を**表1**に示す．多くは内科領域の疾患であるが，動脈硬化性疾患の予防としての観点から，糖尿病，リポ蛋白代謝障害およびその他の脂(質)血症，高血圧疾患は産婦人科医も軽症例から管理していきたい．数は少ないが，特定疾患療養管理料が算定できる産婦人科に関連した疾患として，思春期早発症と性染色体異常がある．

表1　特定疾患療養管理料に規定する疾患

・結核	・単純性慢性気管支炎及び粘液膿性慢性気管支炎
・悪性新生物	・詳細不明の慢性気管支炎
・甲状腺障害	・その他の慢性閉塞性肺疾患
・処置後甲状腺機能低下症	・肺気腫
・糖尿病	・喘息
・スフィンゴリピド代謝障害及びその他の脂質蓄積障害	・喘息発作重積状態気管支拡張症
・ムコ脂質症	・胃潰瘍
・リポ蛋白代謝障害及びその他の脂(質)血症	・十二指腸潰瘍
・リポジストロフィー	・胃炎及び十二指腸炎
・ローノア・ベンソード腺脂肪腫症	・肝疾患(経過が慢性なものに限る。)
・高血圧性疾患虚血性心疾患	・慢性ウイルス肝炎
・不整脈	・アルコール性慢性膵炎
・心不全	・その他の慢性膵炎
・脳血管疾患	・思春期早発症
・一過性脳虚血発作及び関連症候群	・性染色体異常

2. 特定疾患療養管理料

1) 診療所の場合　225点
2) 100床未満の病院　147点
3) 100床以上200床未満の病院　87点

　実際の管理料は上記のように診療所が最も点数が高く，病床数が200床以上の病院では算定ができない．注意点として初診時に特定疾患療養管理料は算定できず，初診から1か月経過してから算定可

能となり，月に 2 回まで算定可能である．管理料を算定するにあたり，最も重要なことは「管理内容の要点を診療録に記載する」ことである．実際に地方厚生局が行う医療機関に対する「個別指導」では，同点数の算定にあたり「画一的ではなく，具体的に記載すること」という指摘事項がある．そのため診療録には，それぞれの患者の状況にあった指導内容を診療録記載し，また指導内容も，「運動は 30 分」など具体的な数字を記載し，患者を指導することが望ましい．

3.　特定疾患処方管理加算

特定疾患(表 1)に対し処方した場合，処方管理加算が算定可能になる．この管理加算は療養管理料とは異なり，初診時から算定可能であり，以下の 2 種類がある．

> 1)　特定疾患処方管理加算 1　月 2 回(1 処方につき) 18 点
> 2)　特定疾患処方管理加算 2　月 1 回(28 日以上処方　1 処方につき) 65 点

特定疾患処方管理加算 1 は特定疾患を主病とする患者に対し，主病と直接関係ない薬剤のみ処方した場合でも認められる．たとえば高コレステロール血症を主病として管理している患者に主病に対する薬剤を処方しないで，「風邪薬だけを処方しても認められる」というものである．一方，特定疾患処方管理加算 2 は管理している主病に対する薬剤を 28 日以上処方された場合に加算できるというものである．特定疾患処方管理加算 1 と 2 は同時算定できない．

4.　動脈硬化の非侵襲的評価法

脂質異常症，高血圧，糖尿病の治療中は，治療管理の評価として血中 LDL-C 値，TG 値，血圧，血糖値，HbA1c を適宜測定することが重要である．また，これらの管理の最終的な目標は動脈硬化性疾患の発症予防である．そのため動脈硬化性疾患の症状が出る前に動脈硬化の有無と程度を把握することが必要である．

産婦人科医師の行う動脈硬化性疾患の予防は一次予防が中心であるため，動脈硬化の評価法としては非侵襲的な検査法が主体となる．検査法としては，形態学的検査法と血管機能検査法があるがオフィスギネコロジーの現場で簡単に行える検査に以下のものがある．

5.　外来で簡単に行える血管評価法

> 1)　断層撮影法　その他(頭頸部，四肢，体表，末梢血管等) 350 点

7.5 MHz 以上のリニアプローブを用いて頸動脈の内膜中膜複合体厚(Intima-media thickness：IMT)測定する超音波検査である．この値が 1.1 mm を超えると脳血管障害や虚血性心疾患のリスクが高くなるといわれている．

> 2)　脈波図，心機図，ポリグラフ検査
> 　(1)　1 検査　60 点
> 　(2)　2 検査　80 点
> 　(3)　3 又は 4 検査　130 点
> 　(4)　5 又は 6 検査　180 点
> 　(5)　7 検査以上　220 点
> 　(6)　血管伸展性検査　100 点

血管機能検査法として，足関節上腕血圧比(ankle-brachial index：ABI)，脈波伝播速度(brachial-ankle pulse wave velocity：baPWV)，心臓足首血管指数(cardio-ankle vascular index：CAVI)が知られている．動脈硬化度を示す baPWV や CAVI は "血管年齢" 検査としても一般に知られてきている．これらの検査は患者の健康維持ならびに治療へのモチベーションを増加させるためにも有効と思われる．

　なお，点数は 2018 年 4 月時点のものである．

参考文献

1）医科点数表の解釈．平成 30 年 4 月版．社会保険研究所，2017.
2）日本動脈硬化学会編：動脈硬化性疾患予防ガイドライン 2017 年版．日本動脈硬化学会，2017.

索　引

欧　名　索　引

女性の動脈硬化性疾患発症予防のための管理指針
2018年度版

ISBN978-4-7878-2373-1

2018 年 12 月 26 日　初版第 1 刷発行

編　　集　　一般社団法人　日本女性医学学会

発 行 者　　藤実彰一

発 行 所　　株式会社　診断と治療社

　　　　　　〒 100 0014　東京都千代田区永田町 2-14-2　山王グランドビル 4 階

　　　　　　TEL:03-3580-2750(編集)　03-3580-2770(営業)

　　　　　　FAX:03-3580-2776

　　　　　　E-mail:hen@shindan.co.jp(編集)

　　　　　　　　　　eigyobu@shindan.co.jp(営業)

　　　　　　URL:http://www.shindan.co.jp/

印刷・製本　　広研印刷 株式会社

「女性の動脈硬化性疾患発症予防のための管理指針2018年度版」電子版の使い方について

電子版の閲覧にあたって

- PC・スマートフォン・タブレット端末でアクセス可能です.

- 電子版の閲覧には通信環境が必要となります，通信の安定している環境で閲覧ください.

- 電子版の全部または一部を適宜変更・廃止する可能性があります．その際は診断と治療社ホームページでおしらせします.

- 電子版へのアクセス通信費は閲覧者の負担となります.

- 電子版は購入者個人の閲覧の目的のためにのみ，閲覧が許諾されています.
  私的利用の範囲を超える行為は著作権法上，禁じられています.

電子版の閲覧方法

- 診断と治療社ホームページ（http:// www.shindan.co.jp /）にアクセス

  ↓

- 「検索」欄で書名を入力または「電子メディア」ボタンで一覧から，本書画面にアクセス．下記 URL，QR コードでも可.

  http://www.shindan.co.jp/books/index.php?menu = 10&cd = 237300&kbn = 1

  ↓

- 「電子版」ボタンをクリックし，スクラッチを削って表示される ID とパスワード（半角）を入力.

  ↓

- 本書電子版が起動．画面表示にしたがって閲覧ください.

閲覧方法等についてのお問い合わせは，診断と治療社ホームページのお問合せフォームより必要事項と問い合わせ内容，本書書名をご記入の上，ご送信ください.

ID
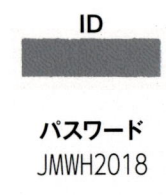

パスワード
JMWH2018